COORDENAÇÃO DE HELOÍSA CESTARI

Ayurveda
A SABEDORIA INDIANA PARA A LONGEVIDADE

1ª EDIÇÃO • BRASIL • 2017

Editora escala

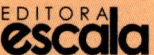

Ayurveda — A sabedoria indiana para a longevidade
Copyright Editora Escala Ltda. 2017

ISBN 978-85-389-0252-2

Direção Editorial Ethel Santaella
Supervisão Editorial Renata Armas
Textos Mônica Miliatti e Murilo Toretta

livrosescala@escala.com.br

REALIZAÇÃO

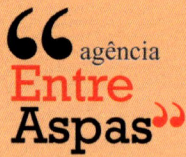

AGÊNCIA ENTRE ASPAS
www.agenciaentreaspas.com.br

Coordenação editorial Heloísa Cestari
Textos Beatriz Vaccari, Bianca Bellucci, Heloísa Cestari e Marcella Blass
Projeto gráfico e edição de arte Alexandre Nani
Imagens 123RF, Escala Imagens, Shutterstock e TV Globo

```
Dados Internacionais de Catalogação na Publicação (CIP)
         (Câmara Brasileira do Livro, SP, Brasil)

   Ayurveda : a sabedoria indiana para a longevidade /
   coordenação de Heloísa Cestari. -- 1. ed. --
   São Paulo : Editora Escala, 2017.

   Vários colaboradores.
   ISBN 978-85-389-0252-2

   1. Medicina alternativa 2. Medicina ayurvédica
   3. Medicina - Índia 4. Saúde - Promoção 5. Sistemas
   terapêuticos I. Cestari, Heloísa.

17-10988                                    CDD-615.538
```

Índices para catálogo sistemático:

1. Terapias ayurvédicas : Medicina alternativa
   615.538

Todos os direitos reservados. Nenhuma parte deste livro pode ser reproduzida por quaisquer meios existentes sem autorização por escrito dos editores e detentores dos direitos.
Av. Profª. Ida Kolb, 551, Jardim das Laranjeiras, São Paulo, CEP 02518-000
Tel.: +55 11 3855-2100 / Fax: +55 11 3857-9643
Venda de livros no atacado: tel.: +55 11 4446-7000 / +55 11 4446-7132
vendas@escala.com.br * www.escala.com.br
Impressão e acabamento: Gráfica Oceano

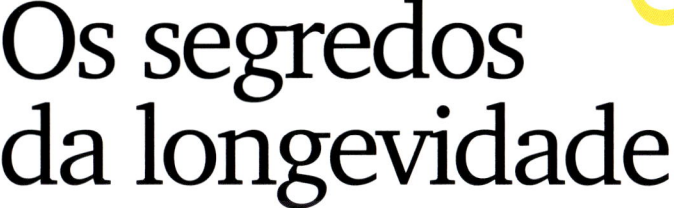

Os segredos da longevidade

Você já parou para pensar como será sua vida daqui 10, 20 ou 40 anos? A despeito da idade, como estará sua saúde física, mental e emocional? Afinal, qual o segredo da longevidade? Enquanto cientistas da atualidade tentam encontrar a fórmula da vida eterna ou o elixir da juventude, mestres hindus já tinham a resposta há 5 mil anos. Trata-se do Ayurveda — "ciência da vida", em sânscrito —, que propõe uma rotina mais saudável e feliz, em harmonia com as leis da natureza, para manter corpo, mente e espírito em perfeito equilíbrio e, assim, evitar todo tipo de doença.

Essa sabedoria indiana, por si só, já é um exemplo de longevidade: compõe um dos sistemas de cura mais antigos da história da humanidade e, ainda assim, não perde o viço... Mas no que consiste essa tradição milenar que só agora vem sendo descoberta pelo Ocidente, propagada por nomes da moda como o médico Deepak Chopra? Para responder a essas e outras questões, dividimos esta obra em seis capítulos que abordam desde a história e os fundamentos da filosofia ayurvédica até as formas de praticar esse conhecimento no dia a dia, seja por meio de massagens, oleações, rituais de desintoxicação e plantas medicinais, seja praticando atividades como ioga e meditação.

Tem também um teste para você descobrir qual é a sua constituição metabólica (*dosha*), identificar possíveis desequilíbrios e, assim, adotar a alimentação e o estilo de vida ideais para o seu perfil. Desse jeito, fica mais fácil vislumbrar um futuro feliz para os próximos 20, 40, 60 anos...

Para você, vida longa, boa leitura e, como dizem os indianos em suas saudações, *Namastê!*

Heloísa Cestari
Editora

ÍNDICE

08
INTRODUÇÃO
4 passos para uma vida melhor

14
CAPÍTULO 1
Ayurveda: a ciência da vida

História 16
Fundamentos 18
Os 3 *doshas* e seus elementos 28
Teste de *Vata*, *Pitta* e *Kapha* 30

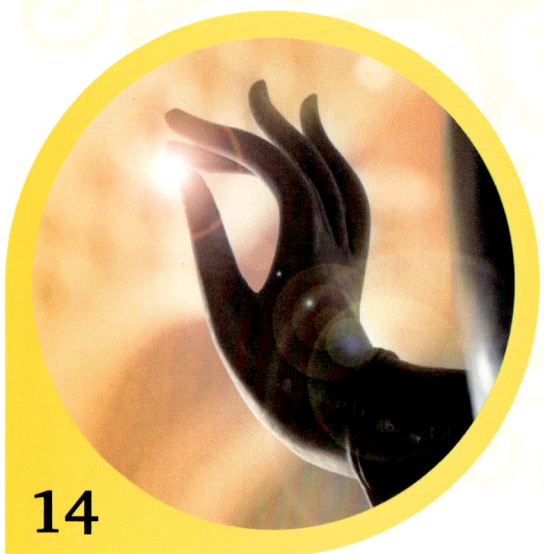

34
CAPÍTULO 2
Tratamento natural contra doenças

Dor de garganta e ansiedade 36
Menopausa, rinite e alergias 37
Disfunção erétil e Parkinson 38
Senilidade 39

40
FITOTERAPIA
O poder das plantas medicinais

Gengibre e ginseng indiano 43
Funcho e canela 44
Coentro e babosa 45
Cominho e malva-branca 46
Cúrcuma e açafrão 47
Noz-moscada e *brahmi* 48
Neem, capim-limão e mel 49

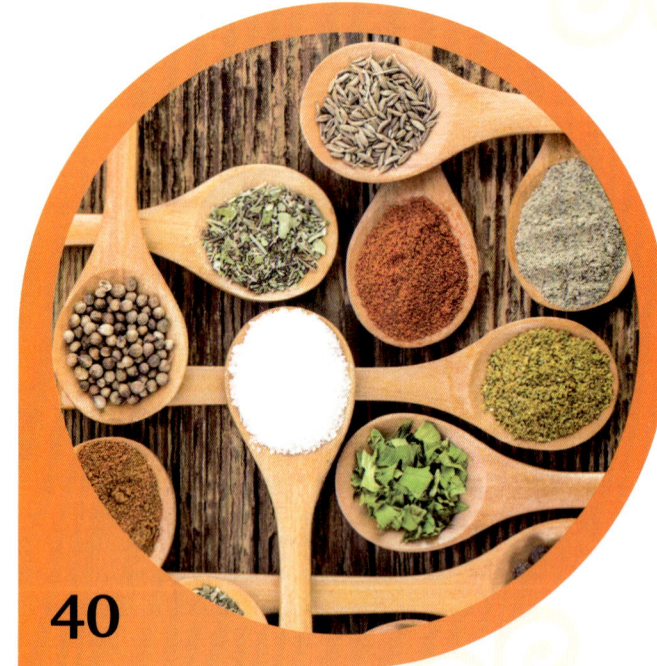

50
CAPÍTULO 3
O beabá das terapias ayurvédicas

Abhyanga (massagem com óleos) 52
Ioga 54
Meditação 55
Shila Abhyanga (pedras quentes) 56
Vajikarana (para libido) 56
Neerabhyanga (drenagem linfática) ... 56
Garshana (trato com luvas de seda) ... 57
Swedana (sauna indiana) 57
Udwarthana (esfoliação com ervas) ... 57
Panchakarma (desintoxicação) 58
Rasayana (rejuvenescimento) 59
Shirodhara (óleo na cabeça) 59
Netra Basti (terapia dos olhos) 59

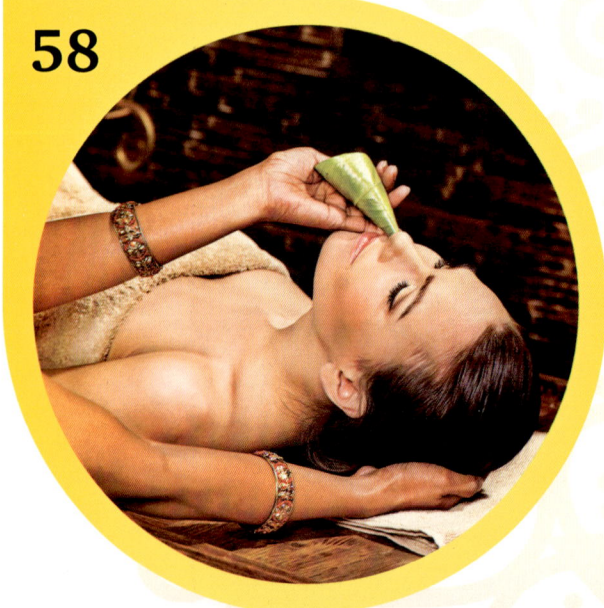

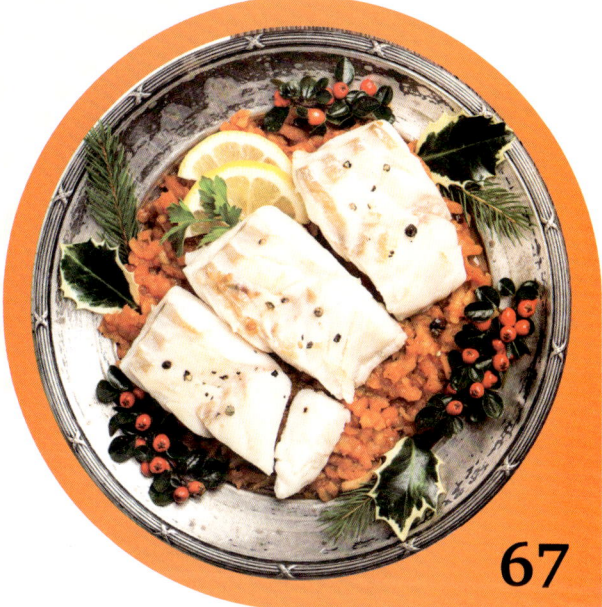

67

60
CAPÍTULO 4
Fique de olho na sua alimentação

Agni, o fogo digestivo 62
Os sabores ideais para cada *dosha* 64
Dieta para *Vata* 65
Risoto de arroz vermelho com abóbora 66
Peixe com *rösti* de batata-doce e cenoura...... 67
Dieta para *Pitta* 68
Escondidinho de mandioquinha..................... 69
Homus de espinafre com vegetais 70
Dieta para *Kapha* 71
Beline de grão-de-bico com brócolis 72
Couve-flor ao *curry* com arroz basmati.......... 73
Os perigos dos itens industrializados 74
RECEITAS:
Molho de salada + iogurte natural 76
Pasta de amendoim + requeijão cremoso 77
Catchup + maionese sem óleo........................ 78
Nuggets + leite condensado............................ 79
Caldo de carne + barrinha de cereais............ 80
Creme de cacau e avelã + *ghee* 81

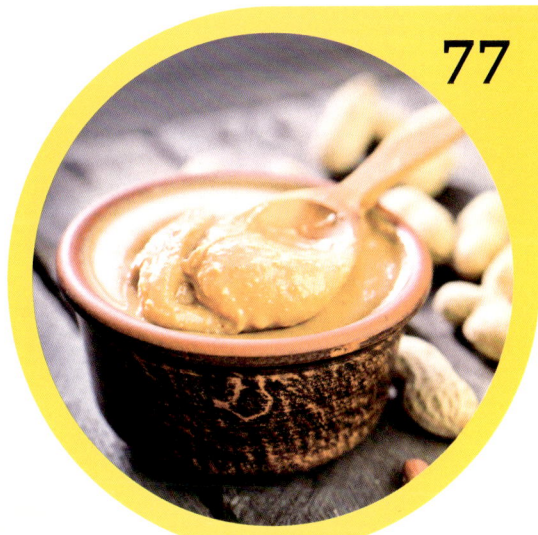

77

82
CAPÍTULO 5
Conheça outras terapias disponíveis no SUS

Acupuntura 84
Homeopatia/ musicoterapia............................ 85
Shantala/ naturopatia 86
Biodança/ arteterapia....................................... 87
Medicina antroposófica/ quiropraxia............. 88
Reiki/ terapia comunitária integrativa........... 89

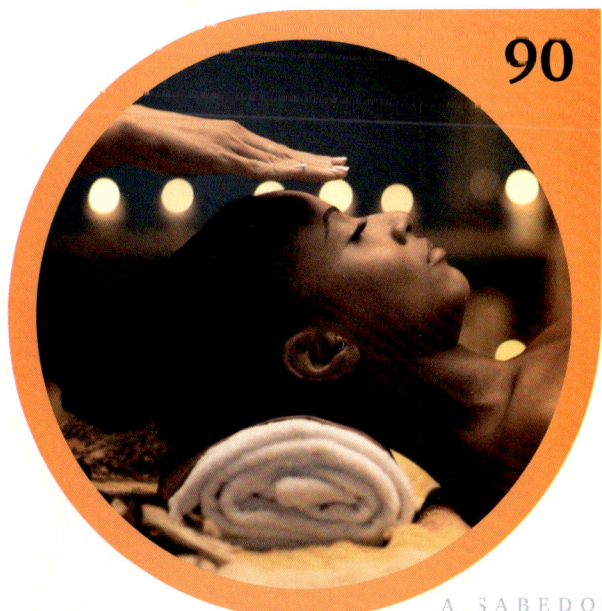

90

90
CAPÍTULO 6
Em caso de dúvidas, consulte aqui

96
ÍNDICE REMISSIVO

97
COLABORADORES

98
CURIOSIDADES

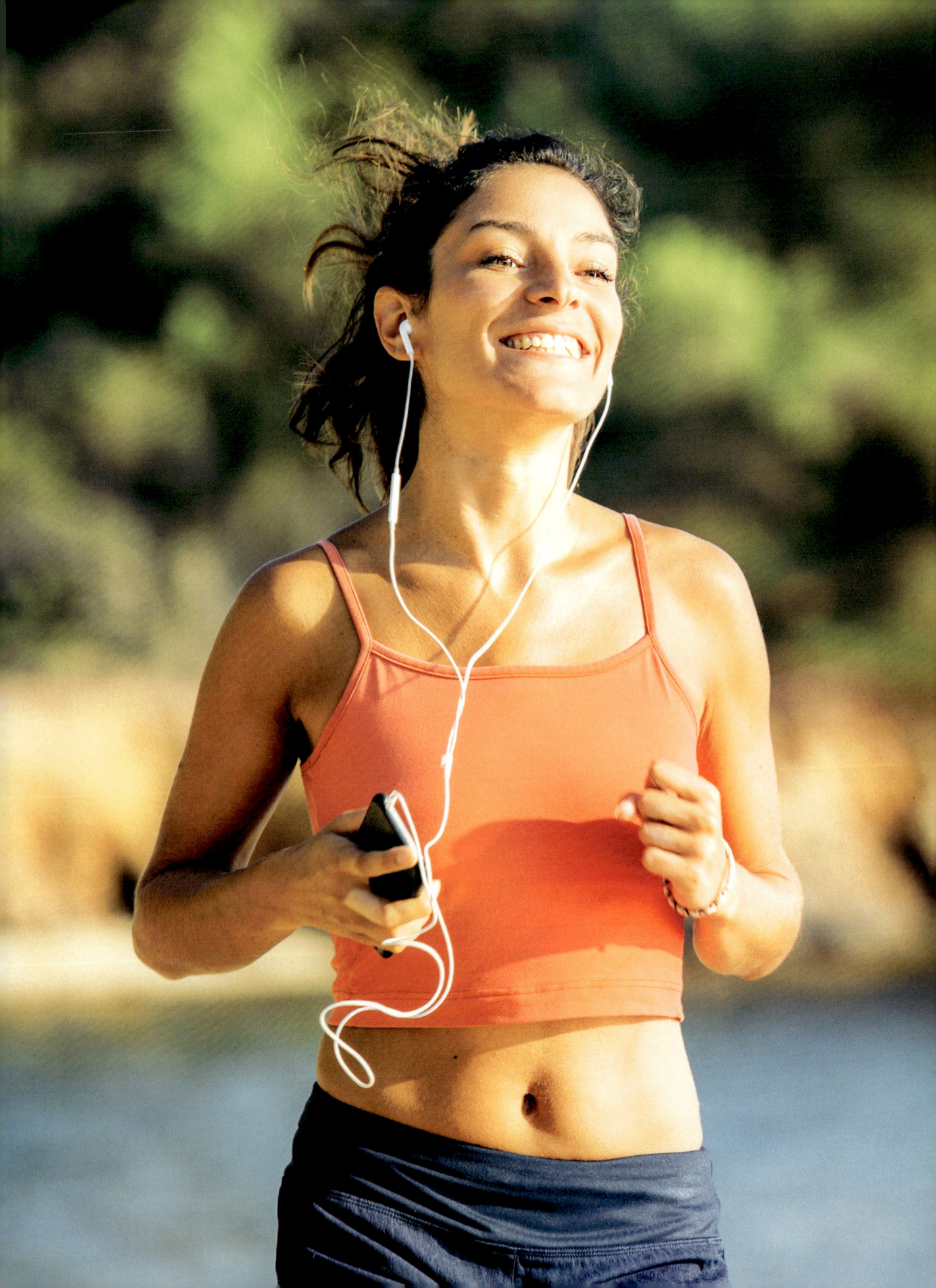

INTRODUÇÃO

4 PASSOS PARA UMA *saúde melhor*

Antes de se aprofundar na sabedoria milenar indiana, adote um estilo de vida que ajude a equilibrar corpo, mente e espírito de maneira simples e natural

INTRODUÇÃO
4 PASSOS PARA UMA SAÚDE MELHOR

1

Refeições livres de produtos industrializados e fartas em frutas, verduras e legumes ajudam a evitar o aparecimento de vários problemas de saúde

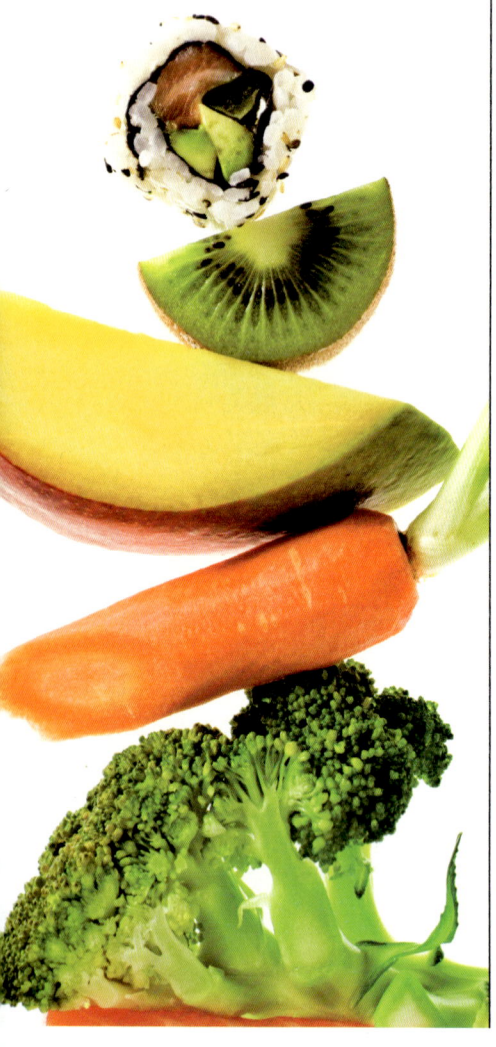

Renove a dieta diária

Há cerca de 2.500 anos, o grego Hipócrates, considerado o pai da medicina, já dizia: "Que seu remédio seja seu alimento e que seu alimento seja seu remédio". Depois disso, outros estudiosos perceberam que algumas populações, — cada uma com um tipo diferente de alimentação — tinham menor incidência de certas doenças. Mas só nas últimas décadas conseguiu-se comprovar cientificamente que as funções da comida vão, de fato, muito além de matar a fome, e que cada ingrediente tem seus efeitos sobre a saúde.

Daí a importância de fazer refeições variadas, que ofereçam ao organismo todos os componentes essenciais para o seu bom funcionamento (carboidratos, vitaminas, minerais, proteínas, gorduras e açúcares). "Uma alimentação correta pode evitar o aparecimento de diversas doenças. Para isso, coma várias vezes ao dia, mastigue devagar, não exagere nos doces, evite gorduras em excesso, principalmente as de origem animal, e ingira uma quantidade adequada de líquidos e fibras", sugere André Siqueira Matheus, gastroenterologista e pesquisador da USP.

A ideia é comer de tudo, desde que com moderação. Fernanda Machado Soares, nutricionista e membro da Sociedade Brasileira de Alimentação e Nutrição (SBAN), alerta que alguns desejos podem indicar carência de determinados nutrientes no organismo. "A vontade de comer batata frita, por exemplo, pode significar uma baixa concentração de zinco e triptofano, que desencadeia um desequilíbrio de insulina e desperta o apetite por carboidratos", explica.

De modo geral, recomendam-se refeições fartas em frutas, verduras e legumes, e escassas em sal, açúcares e gorduras de origem animal. Bebidas alcoólicas e alimentos industrializados também devem ficar de fora da lista do supermercado. Seus parceiros na gangue do mal são as frituras e a farinha refinada, que deve ser trocada por alimentos integrais e ricos em fibras. "Também vale evitar itens com conservantes, corantes e agrotóxicos (por sobrecarregarem o sistema de limpeza do organismo, principalmente o fígado), além dos potencialmente alergênicos (como o leite e o glúten, que interferem no processo de digestão e equilíbrio intestinal)", lembra Mariana Duro, nutricionista funcional.

Por fim, valorize o momento de cada refeição. "Evite comer enquanto exerce outra atividade, como na frente da televisão ou do computador. Essa atitude é essencial para quem quer ter saúde e não sofrer problemas gástricos", completa o gastroenterologista e professor da Universidade de Campinas (Unicamp) José Carlos Pareja.

Tenha uma boa noite de sono

2

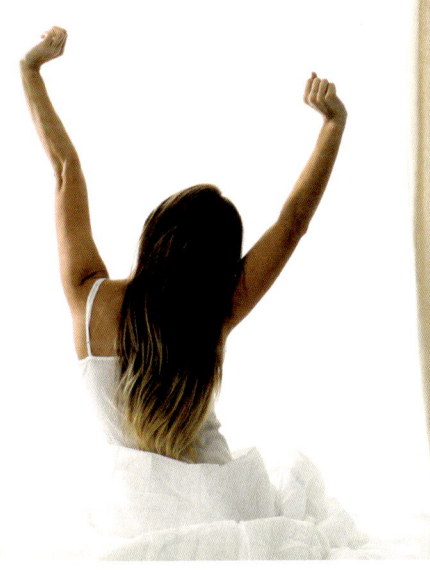

Pouca gente faz a associação, mas, além do cansaço, do raciocínio lento, da sonolência e dificuldade de manter o foco durante o dia, não dormir bem provoca danos sérios à saúde. "Uma pessoa que não dorme direito compromete o seu sistema imunológico e tem tendência a desenvolver obesidade, doenças cardiovasculares e gastrointestinais, além da perda crônica da memória", afirma a terapeuta ocupacional Cristina Cury.

A probabilidade de desenvolver diabetes também aumenta. Isso porque a falta de sono inibe a produção de insulina (hormônio que retira o açúcar do sangue) pelo pâncreas e eleva a quantidade de cortisol, o hormônio do estresse, que tem efeitos contrários aos da insulina. "Num estudo, homens que dormiram apenas quatro horas por noite durante uma semana passaram a apresentar intolerância à glicose (estado pré-diabético)", conta a especialista.

De quebra, ter boas noites de sono ajuda a emagrecer. Uma pesquisa feita na Universidade de Chicago (EUA) comprovou que adultos que dormem bem possuem 20% menos gordura abdominal. "Quando temos uma noite ruim, nossos níveis de cortisol (hormônio que também ajuda a estocar gordura) aumentam, deixando a barriga enorme. Dormindo certo, perde-se até 7 kg em um mês", atesta o médico americano Michael Breus no livro *The Sleeper Doctor's Diet Plan* (na tradução, 'O Plano de Dieta do Médico do Sono').

Apesar de tantos estudos comprovando a importância de dormir bem, 43% dos brasileiros não têm uma noite restauradora e apresentam sinais de cansaço no decorrer no dia, segundo dados da Sociedade Brasileira do Sono. E não adianta apelar para remédios por conta própria. O ideal é procurar um profissional para descobrir o que tem causado insônia. Há exames que monitoram a noite de quem sofre para dormir, registrando a atividade elétrica cerebral e dos músculos, o movimento dos olhos, a frequência cardíaca, o fluxo e esforço respiratórios, oxigenação do sangue, ronco e posição corpórea.

Identificados os problemas, práticas integrativas podem — e devem — complementar o tratamento, pois garantem resultados expressivos sem gerar dependência ou oferecer riscos à saúde. Além do Ayurveda, meditação, acupuntura, florais e aromaterapia são ótimos aliados do bom sono porque atuam na frequência cerebral e no nível energético, relaxando mente e corpo simultaneamente.

Outras medidas simples, que podem ser adotadas no cotidiano, também melhoram a qualidade do sono, como evitar o consumo de cafeína e álcool horas antes de dormir, deixar o telefone longe da cama e fazer atividades físicas ao longo do dia.

QUANTAS HORAS POR NOITE?

Um estudo publicado pela National Sleep Foundation, fundação que se dedica à avaliação da literatura científica sobre o sono, atualizou as horas que cada indivíduo deve dormir de acordo com a sua idade. Confira:

- **Bebês de até 3 meses:** 14 a 17 horas
- **Bebês de 4 a 11 meses:** 12 a 15 horas
- **Crianças de 1 a 2 anos:** 11 a 14 horas
- **Crianças de 3 a 5 anos:** 10 a 13 horas
- **Crianças de 6 a 13 anos:** 9 a 11 horas
- **Jovens de 14 a 17 anos:** 8 a 10 horas
- **Adultos de 18 a 64 anos:** 7 a 9 horas
- **Idosos acima de 65 anos:** 7 a 8 horas

INTRODUÇÃO
4 PASSOS PARA UMA
SAÚDE MELHOR

3 Exercite-se regularmente

A prática de atividades físicas — mesmo que sejam apenas aqueles 10 minutinhos diários — ajuda a manter a saúde, pois libera substâncias no organismo (como a endorfina e a adrenalina) que promovem a sensação de bem-estar. Isso torna o dia mais prazeroso e aumenta a disposição para o trabalho.

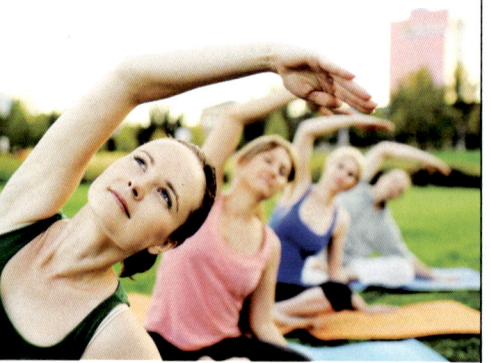

Um dos principais benefícios de quem se exercita com frequência é quebrar a inércia corporal e permitir que a mente se desligue por alguns momentos das preocupações, o que contribui para atenuar o cansaço físico e o estresse do dia a dia. Além disso, quando as causas da fadiga e do desânimo não estão ligadas a fatores físicos ou psicológicos, incorporar um pouco de movimento à rotina dá mais energia e vigor. "O indivíduo que pratica algum tipo de esporte vive mais e melhor", lembra o professor Jacob Jehuda Faintuch, da Clínica Médica do Hospital das Clínicas na Faculdade de Medicina da Universidade de São Paulo (USP).

Vários estudos comprovam a importância da prática regular de exercícios para ter bem-estar, qualidade de vida e manter o equilíbrio do organismo. De acordo com a Organização Mundial da Saúde (OMS), a atividade física é fator determinante do gasto energético e fundamental para o balanço de energia e perda de peso. Já foi demonstrado que quem adota um estilo de vida ativo reduz o risco de doenças coronarianas, acidente vascular cerebral (AVC), diabetes, hipertensão, depressão, entre outros problemas de saúde.

Para espantar de vez o sedentarismo e estabelecer uma rotina de atividades viável, no entanto, é preciso criar um cronograma que considere fatores como tempo livre disponível e lugar — não adianta, por exemplo, planejar duas horas diárias de caminhada em um parque longe de casa ou do trabalho.

Os horários também devem ser levados em consideração. Segundo Christian Barbosa, gestor de tempo e autor do livro *Equilíbrio e Resultado*, se você escolher momentos muito próximos aos do expediente, a chance de imprevistos acontecerem é grande. Por isso, nas primeiras semanas, prefira horários alternativos, como no fim da noite ou de manhã bem cedo. Assim, você não corre o risco de cancelar a caminhada ou a ida até a academia logo de cara e vai ganhando disciplina. Em tempo, lembre-se: escolher uma atividade que seja prazerosa é o primeiro passo para sair do sedentarismo e não voltar mais.

DICAS PARA TER ENERGIA EXTRA

- **Alongue-se:** a cada hora de trabalho, você deve parar de 5 a 10 minutos para se alongar.

- **Ande com frequência:** caminhe no ambiente de trabalho ou mesmo em casa.

- **Mantenha-se disposto:** fique aberto para atividades físicas não programadas, como subir e descer lances de escada, estacionar o carro mais distante ou sair do ônibus um ponto antes.

- **Alie-se à tecnologia:** utilize um pedômetro na cintura para contar quantos passos você dá diariamente e descobrir se é sedentário. Uma pessoa ativa deve caminhar cerca de 10 mil passos por dia.

Equilibre corpo, mente e espírito

4

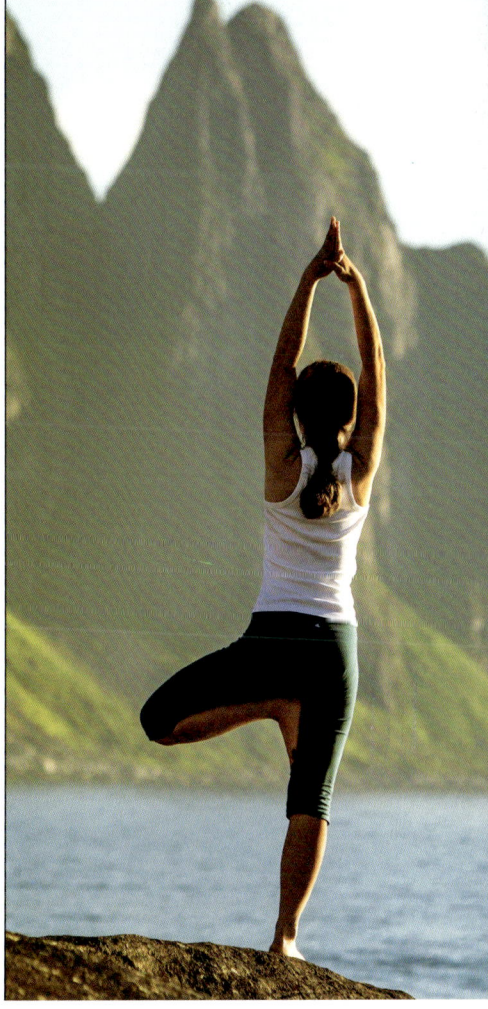

Praticar ioga, meditar, respirar corretamente e recorrer a tratamentos complementares ajuda a equlibrar os corpos físico, emocional e mental

Para ter uma saúde integral, devemos exercitar todos os corpos: o físico, com atividades e boa alimentação; o emocional, com análise e autoconhecimento; e o mental/vital, com meditação, ioga e práticas respiratórias. Vários pesquisadores, como o médico Deepak Chopra e o físico Amit Goswami, desenvolveram trabalhos que unem os mundos científico e espiritual para ajudar as pessoas a compreenderem outras realidades e atingirem novos níveis de saúde e bem-estar.

Embora pareça algo simples e espontâneo, a respiração, por exemplo, é fundamental para garantir o equilíbrio entre corpo, mente e espírito. Ao inspirar e expirar corretamente, reduzimos a irritabilidade, melhoramos a circulação do sangue, reforçamos o sistema imunológico e eliminamos até 80% das toxinas do organismo. A pneumologista Sandra Reis Duarte explica que a respiração profunda e lenta ainda promove a diminuição do ritmo cardíaco e da pressão arterial, relaxa os músculos e melhora a qualidade do sono e da digestão. "Os músculos que participam da respiração podem ser treinados da mesma forma que os outros músculos do corpo. Esse exercício serve para ganho de força e resistência, proporcionando boa capacidade respiratória, qualidade de vida, saúde e desempenho físico", destaca.

Outro aliado do equilíbrio integral, ainda mais simples que a respiração, é o silêncio. Estudo realizado por pesquisadores alemães concluiu que, por trás de um leve desconforto no ouvido, há dezenas de problemas que acometem a saúde. Entre as principais conclusões da pesquisa, chama atenção a comprovação de que o barulho pode estar diretamente ligado ao enfarte e à hipertensão arterial.

Para minimizar os efeitos nocivos que os ruídos causam ao sistema nervoso, a meditação é uma excelente ferramenta. "É uma técnica que estimula a concentração e reorganiza os pensamentos, proporcionando o relaxamento dos músculos e aliviando as tensões físicas e emocionais geradas pelo barulho", assegura a terapeuta psicocorporal Elaine Lilli Fong, do Instituto União (SP).

Por fim, há a medicina integrativa, que reúne esforços para proporcionar o máximo de bem-estar ao paciente. Plínio Cutait, coordenador do Núcleo de Cuidados Integrativos do Hospital Sírio-Libanês, afirma que a prática está sendo cada vez mais adotada porque a humanização na área médica é uma necessidade urgente. Para tanto, os centros de medicina integrativa trabalham com uma grande equipe multidisciplinar que inclui médicos tradicionais, psicólogos, nutricionistas, fisioterapeutas e especialistas em terapias complementares e alternativas, como ioga, reiki, acupuntura e meditação.

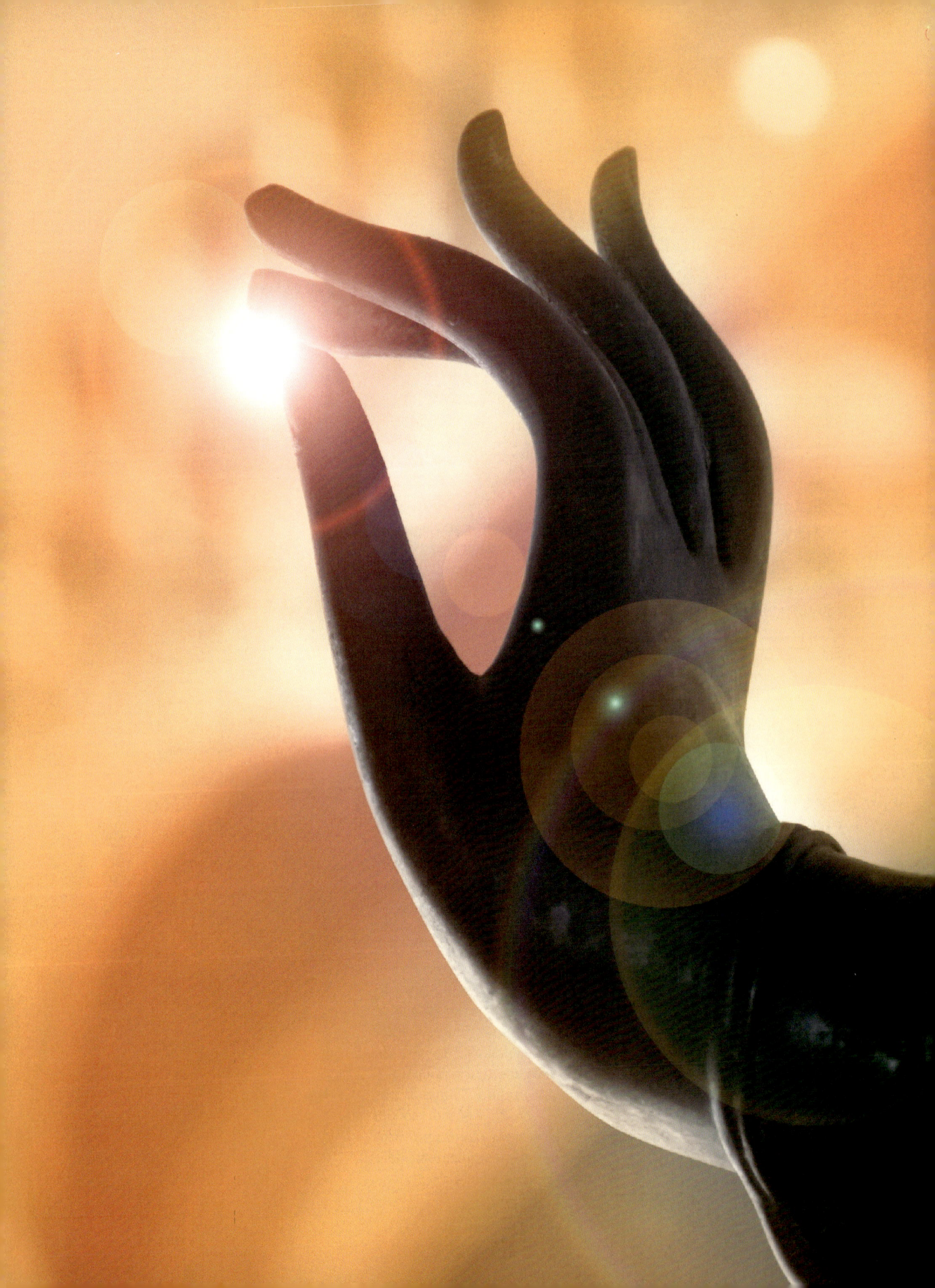

CAPÍTULO 1

Ayurveda,
A CIÊNCIA DA VIDA

Criada há mais de 5 mil anos e seguida por nomes que vão de Buda a Gandhi, essa filosofia indiana compõe um dos sistemas de medicina mais antigos da história da humanidade

CAPÍTULO 1
AYURVEDA: A CIÊNCIA DA VIDA

HISTÓRICO

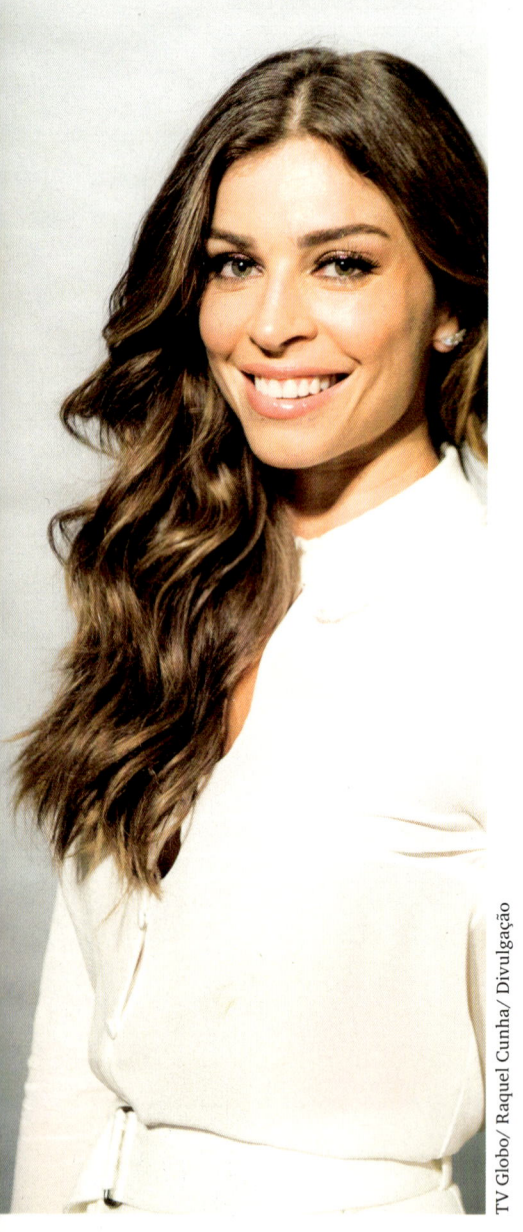

Grazi Massafera adotou o estilo de vida ayurvédico para ter uma rotina mais saudável e equilibrada

Da Índia para o mundo

O Ayurveda ("Ciência da Vida" em sânscrito) é um dos sistemas de cura mais antigos do planeta. A literatura preservada por monges budistas revela que os fundamentos dessa tradição médica e filosófica teriam partido dos chamados *rishis* — profetas iluminados que viviam nas regiões mais recônditas do Himalaia, no norte indiano, por volta do ano 3000 a.C.

A princípio, esse apanhado de conhecimentos e práticas, que também abrangia o ioga e a meditação, era restrito aos mestres, que o transmitiam oralmente aos discípulos. Até que seus preceitos foram registrados em sânscrito nos *Vedas*, uma coleção de quatro obras que forma a base do extenso sistema de escrituras sagradas do hinduísmo. Especula-se que eles tenham sido escritos entre 2000 e 1500 a.C., constituindo a mais antiga literatura de qualquer língua indo-europeia. Esses textos reuniram todo o conhecimento histórico, filosófico e médico da época, formando o alicerce da religião hindu e da própria cultura indiana.

Os três primeiros Vedas (*Rig*, *Yajur* e *Samaveda*) descrevem práticas médicas que apelam para rituais místicos. Mas o quarto Veda (*Atharvaveda*) é diferente: foi escrito por brâmanes — a casta que detém o conhecimento cultural e religioso — que se mudaram para as florestas e fundaram um movimento chamado *Aranyaka*, fazendo referência mais direta ao uso das plantas como forma de cura.

A primeira escola médica ayurvédica data de, aproximadamente, 800 a.C. Nela, o sábio Punarvasu Atreya e seus alunos faziam tratados que, seis séculos depois, influenciariam o erudito Charaka a escrever textos compilando as características de 1.500 plantas e as valiosas propriedades terapêuticas de, pelo menos, 350 espécies. Sua obra principal sobre o tema é considerada até hoje como a mais importante fonte do Ayurveda. A segunda obra mais conhecida, escrita por volta de VI a.C., é o *Sushruta Samhita*, que inspirou a cirurgia moderna e ainda serve de referência a muitos profissionais da saúde. Já na era cristã, foi escrito o *Astanga Hrdayam*, que compilou os textos anteriores, adaptando-os à linguagem da época.

FONTE DE INSPIRAÇÃO

Os princípios ayurvédicos influenciaram muitos povos e religiões. Como o chamado Buda Supremo, Siddhartha Gautama (563-483 a.C.), era seguidor do Ayurveda, monges budistas disseminaram a prática no Oriente, influenciando os sistemas de medicina chinês, tibetano e até o islâmico (*Unani Tibb*). Comerciantes árabes, por sua vez, levaram esse conhecimento para gregos e romanos, formando

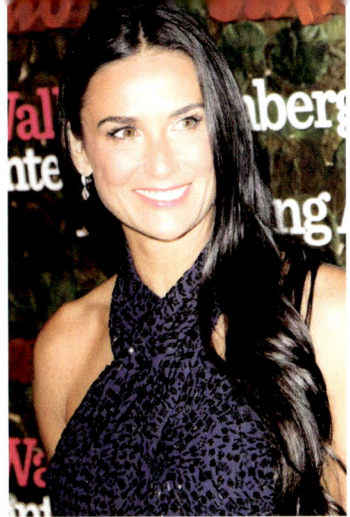
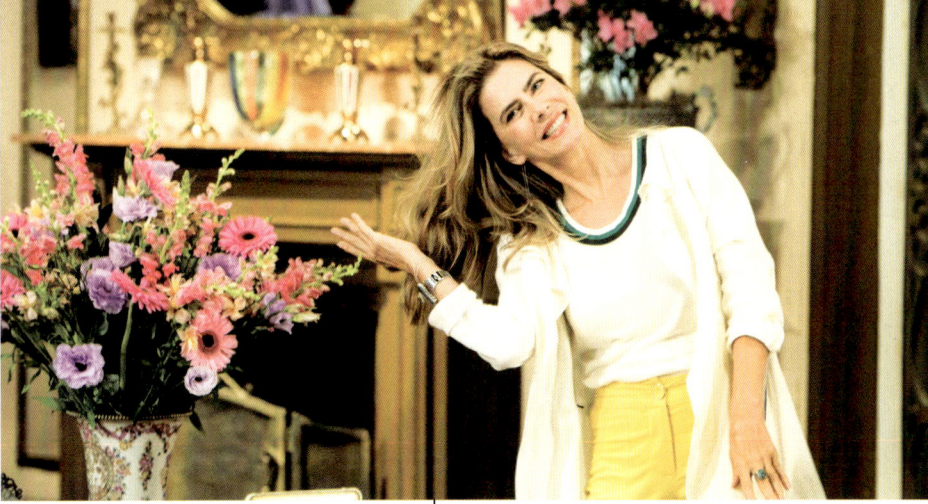

TV Globo/ João Cotta/ Divulgação

também a base da medicina europeia. Mesmo assim, essa sabedoria milenar sofreu vários reveses ao longo da história. O mais recente ocorreu com a ocupação da Índia no século XIX pelos ingleses, que fecharam todas as escolas de Ayurveda e proibiram a prática no país. Mas o resgate deste conhecimento foi estimulado pelo líder pacifista Mahatma Gandhi (1869-1948) durante o movimento nacionalista indiano, em meados do século 20. Ocorreu, então, um renascimento.

COMO FUNCIONA HOJE EM DIA

Atualmente, há 400 mil médicos ayurvédicos na Índia, onde a prática tem *status* de medicina, com graduação em universidades espalhadas principalmente pelo Sul. Uma formação com pós-graduação e doutorado pode levar até 11 anos, incluindo estudos sobre doenças, massagens com óleos, limpezas intestinais e plantas medicinais.

No mundo ocidental, por sua vez, a tradição é reconhecida pela Organização Mundial da Saúde (OMS) como uma terapia. E tem se popularizado a passos largos graças a nomes como Vasant Lad, que fundou o Instituto Ayurvédico nos Estados Unidos em 1984, e o endocrinologista Deepak Chopra, famoso por combinar a alopatia com os conceitos indianos. Fundador do Centro Chopra para o Bem-Estar, na Califórnia, ele tem mais de 25 livros publicados, vídeos com ensinamentos, óleos, chás e temperos. Entre seus clientes estão estrelas de Hollywood, como Demi Moore e Michael Douglas. E não é para menos. Em 2004, uma pesquisa com 31 mil americanos, feita pelo Centro Nacional de Estatísticas de Saúde e o Centro Nacional para Medicina Complementar e Alternativa (NCAAM), mostrou que 40% da população já recorreu a tratamentos ayurvédicos em alguma ocasião.

No Brasil, o método vem sendo oferecido pelo Sistema Único de Saúde (SUS) desde o final dos anos 1980, em Goiânia (GO), por meio do Hospital de Medicina Alternativa, pioneiro no uso de plantas medicinais brasileiras seguindo os princípios ayurvédicos. Em 2011, o Ayurveda passou a ser ensinado em uma pós-graduação na Universidade Federal do Rio de Janeiro (UFRJ). Isso multiplicou o número de filiados à Associação Brasileira de Ayurveda (ABRA) e atraiu a atenção de várias celebridades que aderiram a esse novo estilo de vida, como as atrizes Grazi Massafera e Juliana Terra. Maitê Proença foi além: passou 15 dias na região do Kerala, na Índia, para aprofundar seus conhecimentos sobre o tema e até planeja abrir uma clínica no Rio de Janeiro, com cozinheiros e massagistas indianos.

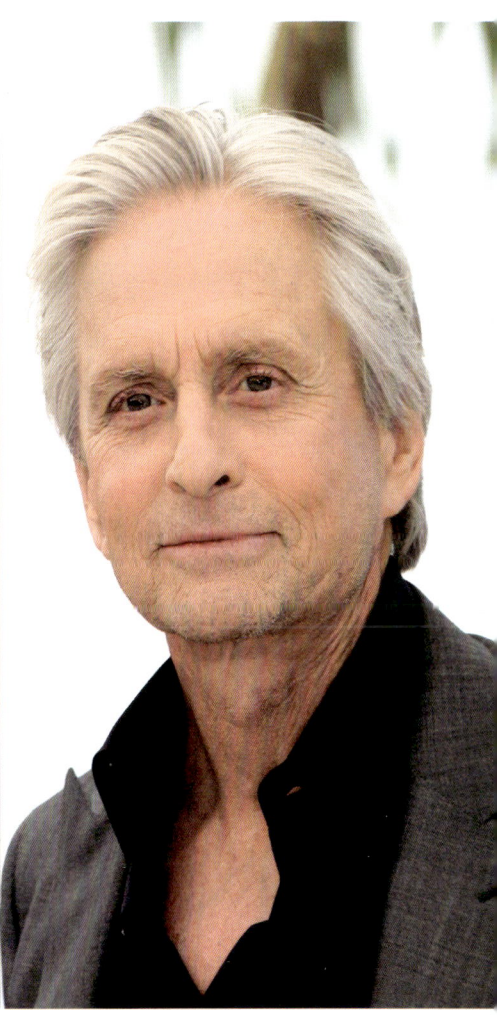

Estrelas de Hollywood, como Demi Moore (acima, à esq.) e Michael Douglas (abaixo), fazem terapia ayurvédica com o médico Deepak Chopra. No Brasil, a atriz Maitê Proença até fez imersão sobre o tema na Índia

CAPÍTULO 1
AYURVEDA: A
CIÊNCIA DA VIDA
FUNDAMENTOS

A TERAPIA INDIANA DO *equilíbrio*

Quem adota a prática acredita que tudo o que acontece no corpo, tanto físico quanto emocional, é fruto do que se ingere e da forma como se pensa. Ou seja, como diz o ditado, "corpo são, mente sã"

Horas extras, trânsito, estresse, conflitos familiares. No dia a dia, enfrentamos problemas corriqueiros que, com o passar do tempo, vão se acumulando e virando complicações de saúde. Se para você é comum sentir dores no corpo, cansaço, ansiedade e outros efeitos colaterais da rotina, isso pode ser consequência de um desequilíbrio físico e emocional no organismo. Para realinhar os sentidos e amenizar as dores, existe uma terapia que para muitos também é uma filosofia de vida, e ajuda a restabelecer o sistema em desequilíbrio. A chamada terapia Ayurveda, ou ayurvédica, surgiu na Índia e está conquistando adeptos no Brasil pela simplicidade.

Esse tipo de medicina alternativa tem dois objetivos principais: tratar e prevenir doenças. A partir disso, o terapeuta foca no cuidado diário para que os desequilíbrios não se estabeleçam e, dessa forma, evita que as doenças se manifestem no organismo de seus pacientes. Segundo essa tradição, tudo o que acontece no seu corpo físico e emocional é resultado do que você ingere e da maneira como pensa. Por isso, a tranquilidade e a alimentação são determinantes para alcançar o equilíbrio entre corpo, mente e espírito, prevenindo e tratando os mais diversos problemas de saúde.

Para começar, é feita uma análise do indivíduo por meio de exames físicos e do estudo de seu histórico de vida. A ideia é descobrir qual é o seu *dosha* — um perfil que classifica as pessoas de acordo com a personalidade, o funcionamento do organismo, características e necessidades. Ao descobrir se o *dosha* predominante é *Vata*, *Pitta* ou *Kapha*, o profissional define o tratamento mais adequado, que pode incluir métodos como sudação, massagens, desintoxicação, aplicação de óleos, plantas medicinais e dietas mais saudáveis, além das práticas de ioga e meditação.

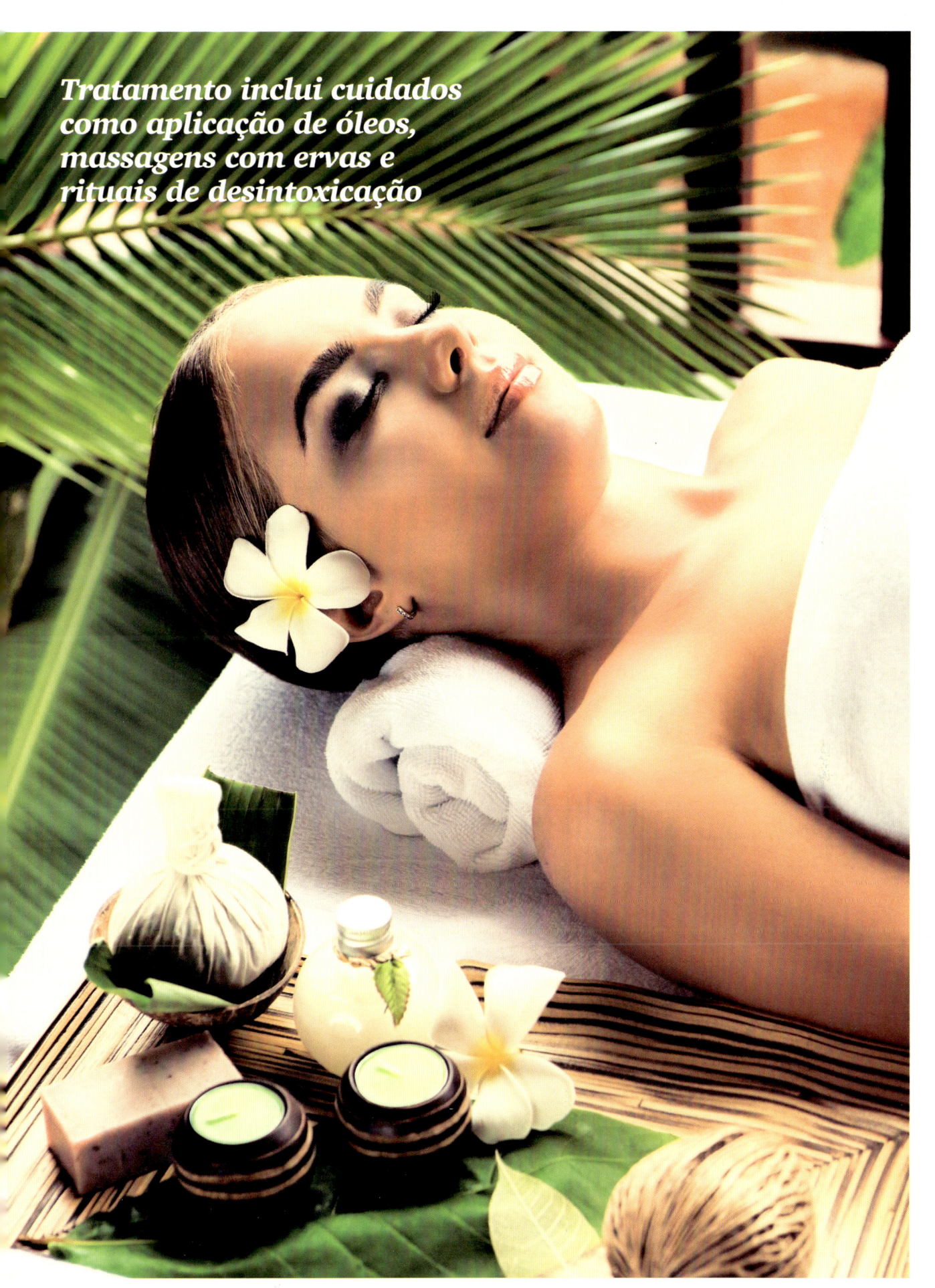

Tratamento inclui cuidados como aplicação de óleos, massagens com ervas e rituais de desintoxicação

CAPÍTULO 1
AYURVEDA: A CIÊNCIA DA VIDA
FUNDAMENTOS

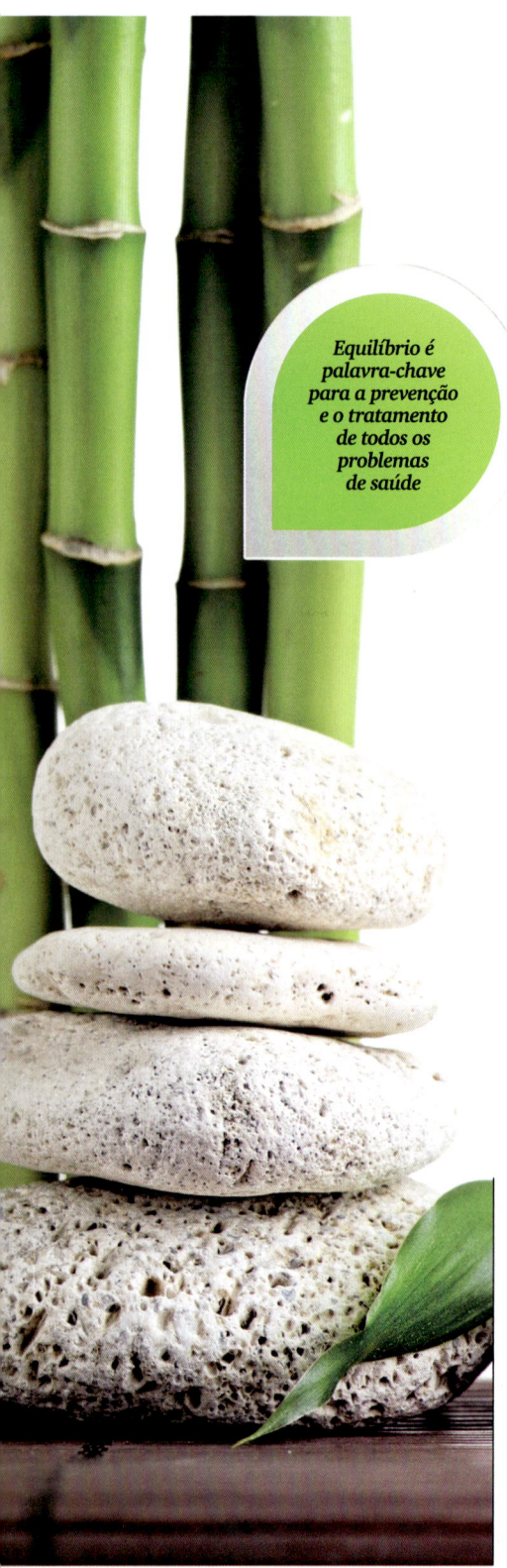

Equilíbrio é palavra-chave para a prevenção e o tratamento de todos os problemas de saúde

Os cuidados variam conforme as necessidades e o biótipo de cada indivíduo, mas algumas orientações são gerais, tais como acordar ao nascer do sol, meditar e fazer alongamento

ABORDAGEM DIFERENCIADA

Ao contrário de outras terapias, que focam o tratamento dos sintomas por meio de remédios, o Ayurveda lança mão de uma série de recomendações e ferramentas com o propósito de equilibrar corpo, mente e espírito por meio de indicações específicas para cada indivíduo. A ideia é cuidar da causa, que sempre provém de uma desarmonia entre o estilo de vida e a natureza da pessoa, em vez de focar apenas os sintomas ou as doenças.

Segundo a terapeuta Laura Pires, especializada em saúde da mulher, nutrição e culinária ayurvédica pela International Academy of Ayurveda, nesse sistema não existe uma orientação geral de tratamento para cada doença. "É muito comum, por exemplo, um paciente com diagnóstico de gastrite se tratar com 'esses alimentos', com 'essa planta' e com 'esses hábitos'. A abordagem é diferente e única. Cada paciente precisa ser analisado de forma particular, entendendo os seus costumes e suas escolhas, para assim se prescrever as ervas e a forma adequada de tratar um sintoma", explica.

O tempo de consulta também varia. Ou seja, esqueça a pressa habitual e relaxe, pois o diagnóstico só é dado depois de uma longa conversa que vai muito além da mera exposição de problemas físicos.

HARMONIA ENTRE OS SENTIDOS

Uma das premissas do Ayurveda é o foco no indivíduo. Por isso, cada paciente pode ter um tratamento ou uma sessão exclusiva com o intuito de equilibrar o corpo da maneira mais adequada em cada caso. De acordo com Glendha Kreutzer, terapeuta e culinarista ayurvédica formada pela Escola Brahma Vidyalaya, esse tipo de terapia analisa o corpo como parte de um conjunto que é formado também pela mente, seus aspectos psicológicos, e o espírito. Logo, a saúde do corpo advém dos cuidados que integram esse conjunto. "A avaliação vai desde a forma como percebemos a vida e a experimentamos, até cuidados práticos, como a *Dinarchaya*, termo que define uma rotina ideal segundo a medicina ayurvédica. Essa rotina varia conforme a necessidade e o biótipo de cada um, mas algumas recomendações são gerais, tais como despertar no nascer do sol, meditar segundo sua prática pessoal e realizar alongamentos específicos", conta.

As 8 divisões do Ayurveda

O símbolo do Ayurveda é uma flor de lótus com oito pétalas representando as ramificações da "ciência da vida" descritas no *Atharvaveda*

1 – KAYACHIKITSA
Medicina interna. É o primeiro ramo, que se aprofunda em determinar a causa das doenças em geral.

2 – SALYA TANTRA
Cirurgia. Antes da era cristã, já existiam métodos cirúrgicos sofisticados na Índia. O *Sushruta* descreve operações para remoção de cálculos na bexiga e obstruções intestinais, amputações e até cirurgias plásticas.

3 – SALAKYA TANTRA
Cuida do diagnóstico, prevenção e tratamento de doenças que estão localizadas acima da região do pescoço, como ouvido, nariz, olhos, dentes e garganta.

4 – AGADA TANTRA
Estuda os venenos (toxicologia) e aborda as toxinas provenientes de animais, vegetais e minerais. A prática teve origem na escola fundada por *Kashyapa*, conhecido como "o grande santo e médico".

5 – BHUTA VIDYA
Psiquiatria. Este ramo trata especificamente de doenças da mente ou das condições psíquicas. A ideia é lidar com a causa das perturbações. *Rajas* (paixão) e *tamas* (ignorância) são fatores que contribuem.

6 – BALA TANTRA
Ginecologia, obstetrícia, embriologia e pediatria. Também chamado de *Kaumara Nhritya*, esse ramo lida com o diagnóstico e tratamento de doenças relacionadas à gravidez, ao parto e à saúde infantil.

7 – RASAYANA TANTRA
A ciência da longevidade. Visa a proporcionar uma vida longa e saudável, com melhoria da memória, saúde, juventude, brilho, pele, generosidade, força do corpo e equilíbrio dos sentidos.

8 – VAJIKARANA TANTRA
Afrodisíacos para aumentar o vigor sexual e prolongar a vida. Trata de vários problemas da área reprodutiva, como infertilidade e disfunção erétil, além de reforçar a imunidade.

CAPÍTULO 1
AFINAL, O QUE É MEDITAÇÃO?
FUNDAMENTOS

Glossário
DE TERMOS SÂNSCRITOS

Abhyanga — massagem com óleo morno
Agni — fogo digestivo (enzimas)
Akasha — éter (espaço)
Ama — toxinas; massa de alimentos não digeridos
Artha — prosperidade; uma das metas da vida
Asana — posturas do ioga
Atman — eu interior ou superior
Bhutagnis — enzimas digestivas que metabolizam os cinco elementos
Brahma — realidade absoluta; consciência pura
Dharma — carreira, propósito ou caminho; uma das quatro metas da vida
Dhatuagnis — as sete enzimas digestivas que metabolizam os sete tecidos
Dathus — camadas de tecidos do organismo
Dinacharya — rotina diária
Doshas — forças vitais ou estados biológicos que governam a nossa constituição
Gunas — as três qualidades ou leis fundamentais da natureza
Jibha pariksha — diagnóstico da língua
Kama — prazer; uma das metas da vida
Karma — lei de ação e reação; causa/efeito
Mahat — consciência cósmica
Malas — produtos residuais, como suor, urina e fezes
Manas — a mente inferior (externa)
Marma — pontos de energia no corpo
Moksha — iluminação espiritual, felicidade; uma das quatro metas da vida
Nadi pariksha — diagnóstico do pulso
Nidana — causa da doença
Panchakarma – as cinco práticas de purificação do Ayurveda
Prakriti — nossa constituição ou natureza primordial
Prana — força vital; respiração
Pranayama — exercícios de respiração típicos do ioga
Purusha — consciência pura, passiva, não manifestada
Rajas — a qualidade da energia e da ação (um dos três gunas)
Rasayana — terapia e tônicos de rejuvenescimento
Roga — doença
Sankhya — sistema de enumerologia; uma das seis escolas clássicas da filosofia indiana
Sara — a parte pura e nutritiva do alimento
Srotas — os sistemas de canais do corpo
Swedana — sudação; terapia de vapor
Tamas — deterioração e inércia (um dos três gunas)
Vedas — antigas escrituras da Índia
Vikriti — desequilíbrio dos *doshas* em uma pessoa
Virya — a energia de uma erva; como é experimentada durante a digestão
Vyadhi — enfermidade

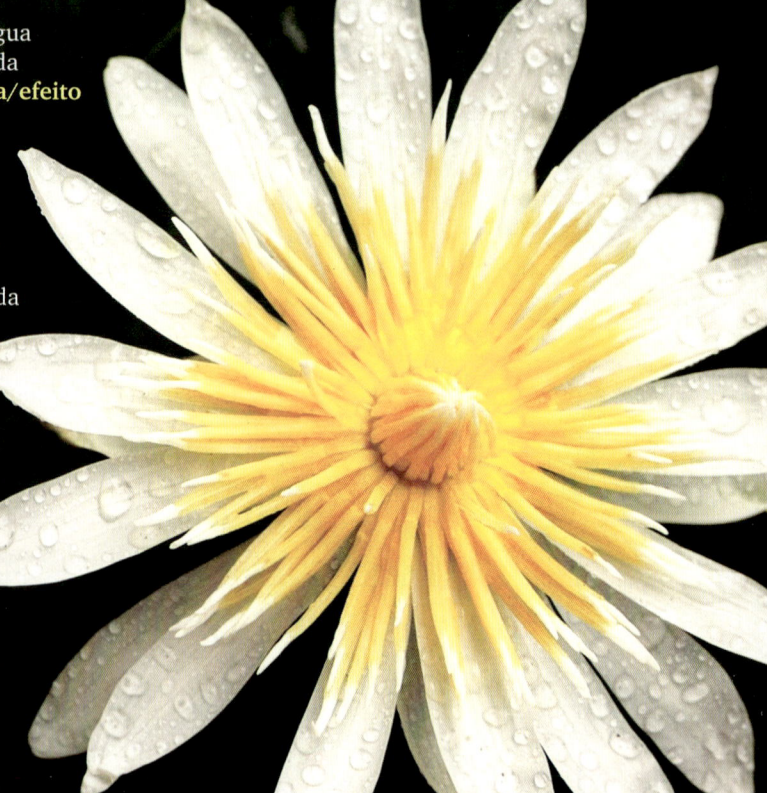

Saúde não é somente a ausência de doenças, mas um estado de bem-estar maior, no qual a pessoa se aproxima da própria essência e se sente feliz só por ser

CORPO, MENTE E ESPÍRITO

Além do tratamento individual e dos aspectos usados na *Dinarchaya*, o Ayurveda defende que todos os seres são constituídos de três itens: corpo, mente e espírito. Os praticantes dessa filosofia indiana acreditam que, quando alguém consegue manter-se bem fisicamente e próximo da própria essência, a verdadeira estrutura está equilibrada. E saúde não é somente a ausência de doenças, mas um estado de bem-estar maior, no qual a pessoa se sente feliz só por ser.

Para Laura, no entanto, se essa situação ideal se torna cada vez mais difícil de ser alcançada, o corpo tenta se adaptar, e isso muitas vezes faz com que os desequilíbrios permaneçam e possam gerar problemas de saúde. "A terapia ayurvédica nos aponta diferentes caminhos para atingirmos um objetivo. Entre as orientações que essa sabedoria milenar nos traz, está o cuidado com a alimentação, com o estilo de vida, com a qualidade do nosso sono e com as nossas relações. Somos seres diferentes, física e mentalmente, e não existe uma fórmula mágica ou um modelo único de conduta para se chegar à felicidade", afirma a terapeuta.

BENEFÍCIOS E CURA

Outra alcunha pela qual o Ayurveda é amplamente conhecido é a de "ciência da longevidade". O apelido deve-se à forma preventiva como a terapia atua, orientando práticas diárias que fortalecem os bons hábitos e o autoconhecimento.

De acordo com Glendha, a classificação de doenças no Ayurveda não ocorre como na medicina tradicional. Apesar disso, existem tratamentos ayurvédicos para doenças diversas. Esclerose, síndrome do pânico, psoríase e alergias são alguns problemas que podem encontrar cura ou controle. "Essa medicina decorre de milênios de estudos e experiências, reunindo procedimentos que variam desde a utilização de óleos em suas variadas formas até dietas severas. Quando a doença se instala no corpo físico, são necessários tratamentos mais longos e profundos, que chamamos de *Panchakarma*. Quando o desequilíbrio é mais sutil, trabalhamos com os procedimentos mais leves, chamados de *Shamana*. Mesmo assim, consideramos o corpo como um todo, e não analisamos uma doença específica, mas sim todo o seu equilíbrio", explica.

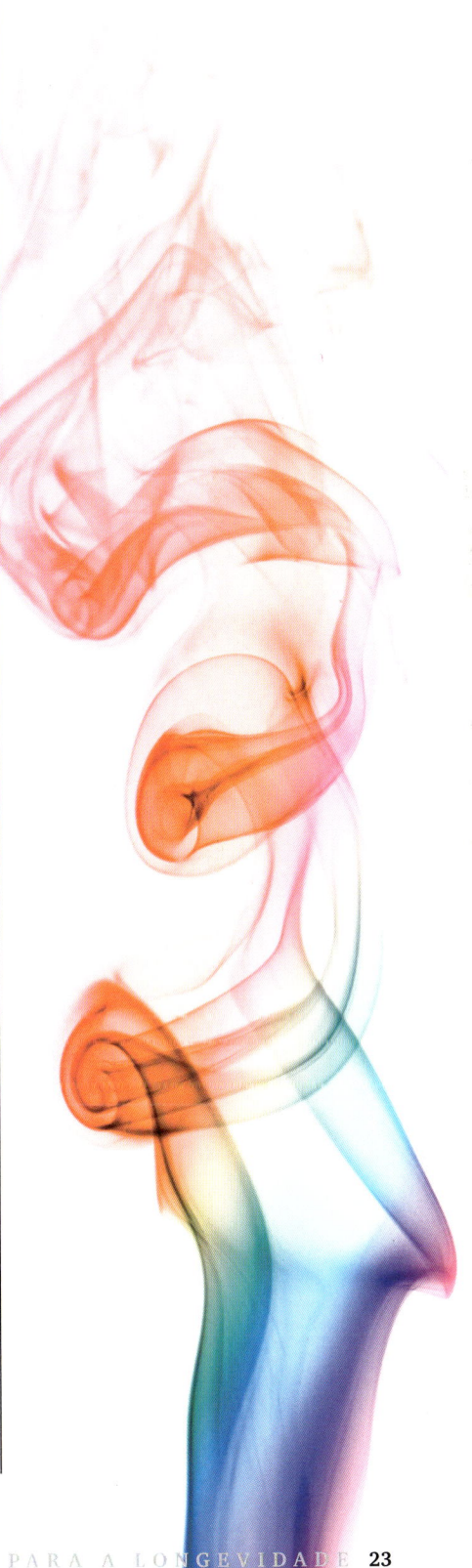

CAPÍTULO 1
AYURVEDA: A CIÊNCIA DA VIDA
FUNDAMENTOS

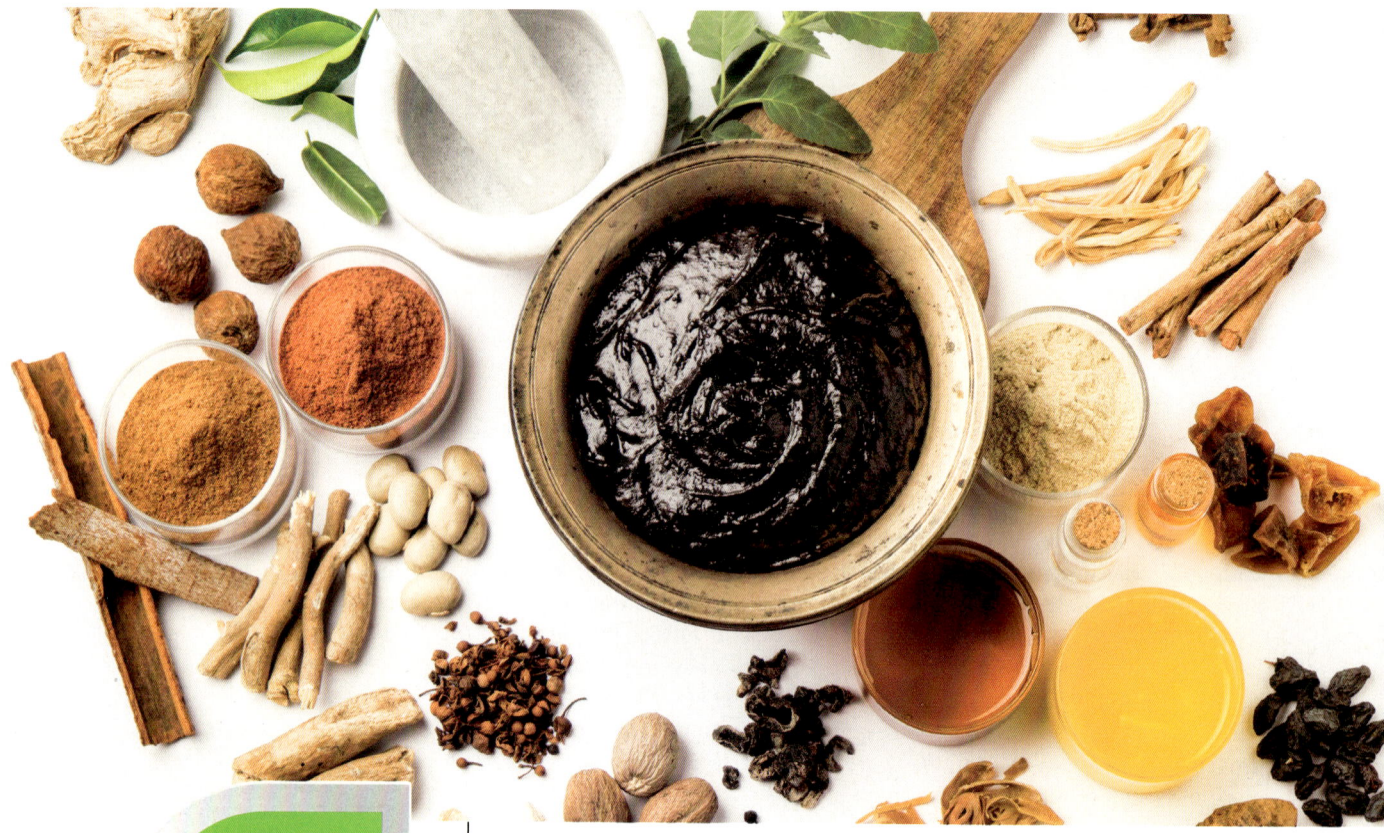

Uma orientação básica do Ayurveda é ingerir alimentos naturais e evitar todo tipo de industrializado

CULINÁRIA EQUILIBRADA

Como o Ayurveda trata do corpo, da mente e do espírito, um dos fatores que afetam diretamente essas três bases é a culinária. Por meio da alimentação, é possível tratar e prevenir desequilíbrios nos pacientes.

Segundo Laura Pires, a medicina como um todo se utiliza de ervas, compostos e alimentos a serem usados internamente ou superficialmente. Apenas com disciplina para seguir uma boa dieta, já é possível ter os benefícios de uma boa regeneração celular. "O processo de tratamento de alguma patologia por meio do Ayurveda tem dietas orientadas para aquele período, até que a pessoa possa voltar ao seu restabelecimento. Em geral, as pessoas devem comer alimentos que venham da natureza e nenhum tipo de produto industrializado ou processado", conta.

ROTINA DE EXERCÍCIOS

Além da culinária, a terapia ayurvédica recomenda a prática de exercícios no dia a dia. Glendha explica que as atividades físicas fazem parte do *Dinacharya* (rotina diária) e devem ser realizadas conforme a capacidade de cada um, sem excessos, mas mantendo uma constância. "O importante no Ayurveda é perceber as inclinações e facilidades. Atividades ao ar livre, além de cuidarem do nosso corpo

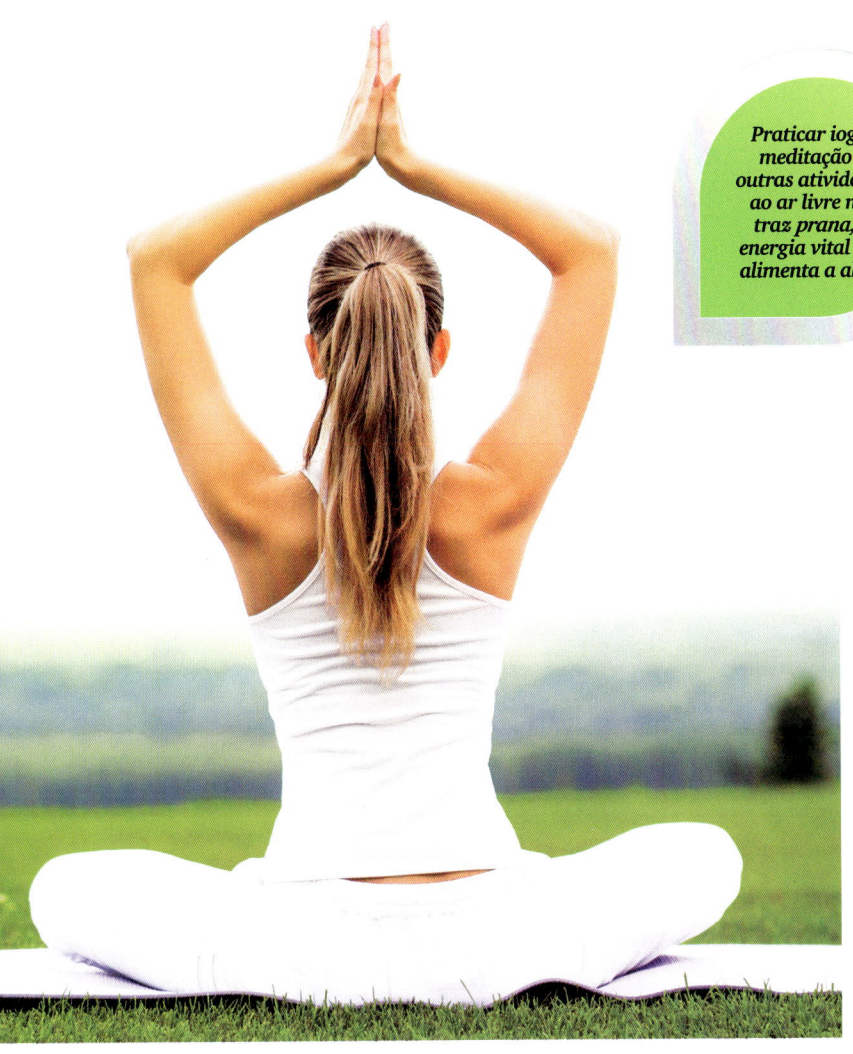

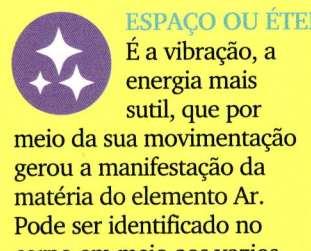
Praticar ioga, meditação e outras atividades ao ar livre nos traz prana, a energia vital que alimenta a alma

e mente, nos trazem *prana*, o que chamamos de energia vital, capaz de alimentar a alma, e que existe em abundância em locais próximos à natureza, como parques, praias e trilhas", afirma.

Por essa característica bastante personalizada, Laura acredita que é necessário avaliar cada caso e situação específica para escolher o exercício adequado: "Varia muito conforme o paciente. Pode ser ioga, caminhada, corrida, natação. A quantidade e frequência também será sugerida de acordo com cada pessoa, cada organismo", conclui.

SINERGIA COM O UNIVERSO

De acordo com os princípios do Ayurveda, há uma estreita relação entre o microcosmo do interior do homem e o macrocosmo do mundo material. Um espelha o outro e ambos são constituídos da mesma substância: o *purusha*. Daí a importância de se viver em harmonia com a natureza e cuidar constantemente da saúde.

Além disso, tudo no universo é composto por energia, que existe em cinco diferentes estados de densidade, dando origem aos cinco elementos: éter, ar, fogo, água e terra (*veja quadro ao lado*). O corpo humano é igualmente formado por esses cinco elementos, que interagem o tempo todo, em uma variedade infinita de proporções, cada um com diferentes atributos.

OS 5 ELEMENTOS

ESPAÇO OU ÉTER
É a vibração, a energia mais sutil, que por meio da sua movimentação gerou a manifestação da matéria do elemento Ar. Pode ser identificado no corpo em meio aos vazios que nos preenchem.

AR
É a leveza, inquietude e secura. Pelo atrito e consequente calor, transformou-se em fogo. Está presente nos movimentos fisiológicos.

FOGO
É o elemento da transformação e do calor. Por ser um dos mais etéreos, se dissolveu com o ar e o éter, que se liquificaram, manifestando o elemento água. Encontra-se em nosso metabolismo.

ÁGUA
Representa a lubrificação e a fluidez. Ao se solidificar, gerou as moléculas da Terra. No nosso corpo, está predominante nos fluidos e nas secreções.

TERRA
É a vibração mais densa, representando a forma mais estável de energia. Simboliza a inércia e a firmeza. Pode ser identificada no organismo pela pele, pelos ossos e pelas cartilagens do corpo.

CAPÍTULO 1
AYURVEDA: A CIÊNCIA DA VIDA

FUNDAMENTOS

O SEGREDO ESTÁ NOS *doshas*

Descobrir o tipo metabólico é o primeiro passo para definir que hábitos, alimentos, terapias e atividades físicas poderão proporcionar equilíbrio, bem-estar e restabelecer a saúde de maneira plena

A forma pela qual os cinco elementos se expressam no nosso corpo é bastante complexa. Para compreender suas manifestações no homem, é preciso antes entrar em contato com o principal conceito médico do Ayurveda: o *dosha* — termo em sânscrito que significa "desequilíbrio" e que serve também para designar o biótipo ayurvédico ou tipo metabólico de cada pessoa. "É preciso que tenhamos clareza quanto à nossa natureza predominante em cada momento da vida, a fim de saber que hábitos, comportamentos e alimentação nos trarão benefícios. Quando aprendemos a respeitar os princípios que regem o nosso sistema, naturalmente encontraremos equilíbrio e bem-estar", diz a terapeuta ayurvédica Laura Pires.

De acordo com a filosofia ayurvédica, o corpo é composto por três *doshas*: *Vata*, *Pitta* e *Kapha*, que são responsáveis por todas as funções do organismo, físicas e psicológicas. Mas a proporção de cada um deles varia conforme a pessoa. Por isso, o principal objetivo do terapeuta é mensurar quanto o paciente tem de cada *dosha* e, a partir deste diagnóstico, definir o tratamento certo para se atingir o equilíbrio relativo à sua essência.

Todo mundo apresenta uma proporção única dos três *doshas*, que é determinada quando somos concebidos e que depende da constituição física dos nossos pais, do equilíbrio dos *doshas* de ambos, do *karma* e até do estado mental e emocional deles no momento da concepção. A essa proporção da natureza essencial — tão exclusiva e imutável quanto o DNA —, dá-se o nome de *prakriti* (ou *prakruti*). É de acordo com o *prakriti* que todas as características físicas, psíquicas e espirituais do indivíduo se manifestam, incluindo a predisposição para determinados problemas de saúde.

Geralmente, temos predominância de um ou dois *doshas*. Fora isso, existe a proporção mutável, que se adapta de acordo com a rotina, a alimentação e até a profissão da pessoa. Quando essa constituição dóshica, chamada de *vikriti*, se distancia do equilíbrio do *prakriti* e adquire uma configuração instantânea diferente, o organismo entra em desarmonia. Por outro lado, quando os nossos *doshas* permanecem nas proporções com as quais nascemos, nosso organismo mantém a saúde e o bem-estar. Resumindo, a saúde só é alcançada quando o *prakriti* (constituição natural) coincide com o *vikriti* (configuração instantânea). Nessa situação, atinge-se o ponto de equilíbrio.

COMO É FEITO O DIAGNÓSTICO

Para chegar ao coeficiente correto da "natureza individual" e identificar onde está o desequilíbrio entre os *doshas*, a consulta com o terapeuta ayurvédico pode levar horas. Primeiro, ele observará minuciosamente as características físicas do paciente e fará perguntas que podem ir desde o seu estilo de vida até o tamanho que tinha ao nascer. Depois, fará exames detalhados para verificar o ritmo da pulsação; o aspecto da língua, dos olhos e dos lábios; a temperatura da mão; as linhas do rosto; eventuais tiques nervosos; o modo como caminha e fala...

Pode parecer exagero, mas, segundo o Ayurveda, esses detalhes dizem muito sobre a saúde. Cada parte da língua, por exemplo, representa um órgão. Se houver diferenças de cor ou textura em alguma área, isso pode significar problemas com o órgão correspondente. O mesmo vale para os lábios. Se estiverem secos e ásperos, indicam desidratação — um distúrbio típico de quem tem *Vata* como *dosha* predominante. Os lábios de quem é *Pitta*, por sua vez, são vermelhos; e os de *Kapha* costumam ser grossos e oleosos.

Feito esse diagnóstico, pode-se prescrever a dieta alimentar certa para equilibrar os *doshas* e os tratamentos mais indicados para cada caso, que normalmente incluem práticas de meditação, ioga, massagens com óleos de sementes orgânicas prensadas a frio e o uso de determinadas ervas.

Segundo a terapeuta e culinarista ayurvédica Glendha Kreutzer, uma vez que o Ayurveda não enxerga a natureza individual como algo estático, mas sim como um fenômeno, dificilmente enquadra-se uma pessoa em um determinado *dosha* como se fosse uma sentença; é uma situação transitória. "Não são os *doshas* que influenciam nosso comportamento, e sim o contrário. Conforme nossas tendências pessoais acabam ditando alguns padrões comportamentais que repetimos no decorrer da vida e que vão se apresentando cada vez mais proeminentes, vai ficando mais fácil para o terapeuta perceber qual *dosha* se encontra em falta ou excesso no metabolismo", reitera Glendha. Confira a seguir as características dos três *doshas* e como eles estão relacionados a cada personalidade.

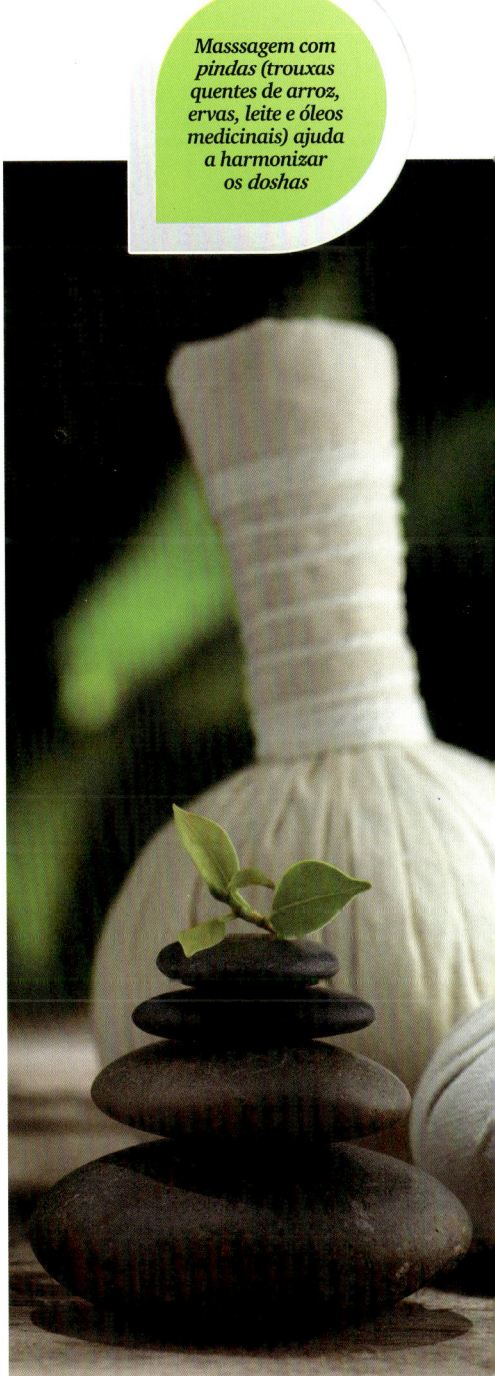

Masssagem com pindas (trouxas quentes de arroz, ervas, leite e óleos medicinais) ajuda a harmonizar os doshas

CAPÍTULO 1
AYURVEDA: A CIÊNCIA DA VIDA
FUNDAMENTOS

Os 3 perfis
E SEUS ELEMENTOS

 +  =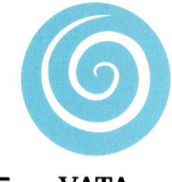
AR + ÉTER = VATA

Vata rege os movimentos e é responsável por processos corporais básicos, como respiração, divisão celular e circulação

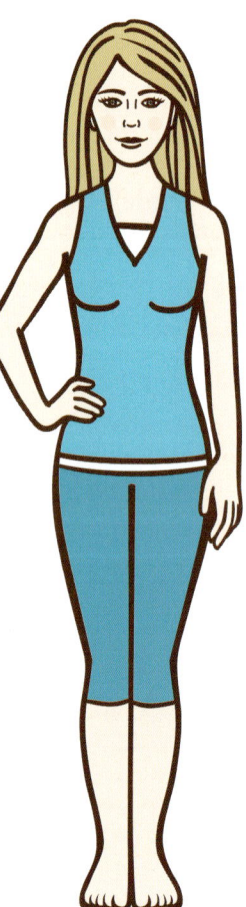

CARACTERÍSTICAS FÍSICAS
As pessoas com predominância de *Vata* são magras, têm pouca musculatura, pele fria e seca, dificuldade para ganhar peso; são mais friorentas e às vezes sofrem para dormir.

ÁREAS DO CORPO
Intestino grosso, pélvis, ossos, pele, orelhas e coxas.

ESTAÇÃO
Vata se agrava no outono.

SONHOS TÍPICOS
Ser atacado ou perseguido, cair, sentir-se paralisado de medo, morte do amado, voar, cobras.

CARACTERÍSTICAS PSICOLÓGICAS
Entusiasmo, flexibilidade, adaptabilidade, boa comunicação, criatividade, rapidez para aprender e realizar tarefas, facilidade para esquecer, ansiedade, inconstância, insegurança, indecisão.

HORÁRIO
Os indivíduos de *Vata* devem deixar decisões importantes para a tarde (entre 15h e 19h). Esse *dosha* tende a se fortificar após os 60 anos.

ALIMENTAÇÃO
A comida pode ser condimentada, úmida e oleosa, desde que seja sempre natural e nutritiva. Sabores indicados: doce, ácido e salgado. Deve-se evitar o picante, o amargo e o adstringente. Prefira alimentos cozidos.

FOGO + ÁGUA = PITTA

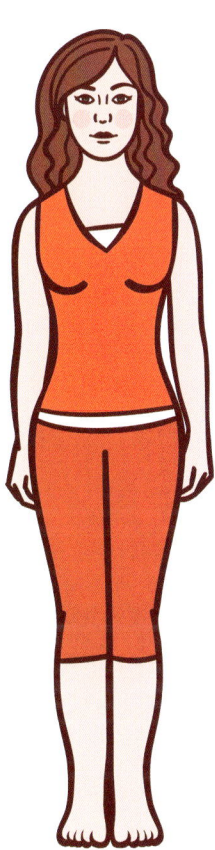

CARACTERÍSTICAS FÍSICAS
Tamanho mediano, musculatura moderada, pele oleosa e calorentos. Têm muita sede e apetite. O corpo é quente e a face costuma ser corada. São mais suscetíveis a doenças do coração, úlceras, inflamações, azia e artrite.

Pitta controla os hormônios e o sistema digestivo

ÁREAS DO CORPO
Intestino delgado, estômago, glândulas sudoríparas, pele, sangue e olhos.

CARACTERÍSTICAS PSICOLÓGICAS
Pontualidade, inteligência, liderança, inventividade, lógica, coragem, ambição, irritabilidade, raiva, crítica, audácia, orgulho, vaidade, dominação, precipitação, rigidez, manipulação, teimosia, perfeccionismo e intolerância.

ALIMENTAÇÃO
Os sabores indicados são adstringente, amargo e doce; já ácido, salgado e picante devem ser evitados, pois aumentam o "fogo". Prefira comida crua e evite condimentos e óleos.

ESTAÇÃO
Pitta se agrava no verão

SONHOS TÍPICOS
Estudar, ir mal na prova, atrasar, comer, fogo, matar alguém, estar vestido inapropriadamente, ficar nu em público.

HORÁRIO
Meio do dia, entre 10h e 14h, e no meio da noite, entre 22h e 2h. A melhor fase é no meio da vida, entre os 20 e 60 anos.

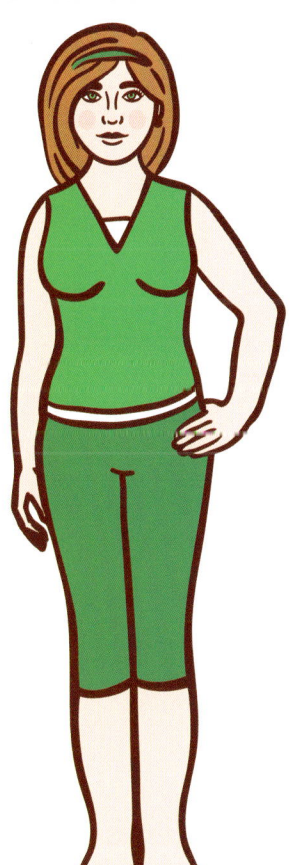

CARACTERÍSTICAS FÍSICAS
Tórax largo e corpo sólido, com boa massa muscular e óssea. A pele é macia, fria e pálida. São suscetíveis à obesidade, diabetes, congestão nasal e problemas de vesícula. Precisam dormir profundamente, têm memória mais longa e não apresentam aprendizado tão fácil quanto os outros dois.

TERRA + ÁGUA = KAPHA

CARACTERÍSTICAS PSICOLÓGICAS
Calma, estabilidade, paz, compaixão, paciência, perdão, alegria, lentidão, resistência, fé, apego, cobiça, materialismo, sentimentalismo, luxúria.

ESTAÇÃO
Kapha se agrava no iverno e na primavera.

Kapha confere força e aumenta a imunidade

ÁREAS DO CORPO
Peito, pulmões e fluido espinhal.

SONHOS TÍPICOS
Nadar, achar dinheiro, comer doce, fazer uma mesma coisa várias vezes, chegar atrasado, ver-se morto.

HORÁRIO
Kapha deve deixar coisas importantes para os períodos das 6h às 10h e das 19h às 23h. Este *dosha* predomina do nascimento até os 20 anos.

ALIMENTAÇÃO
A comida deve ser morna, leve e seca, com sabores picantes, amargos e adstringentes. Deve-se evitar doces, salgados e ácidos.

CAPÍTULO 1
AYURVEDA: A CIÊNCIA DA VIDA

TESTE

DESCUBRA QUAL É O SEU *biótipo*

Faça o teste e saiba qual é o seu desequilíbrio (Vikriti). Basta responder as questões a seguir pensando em como você era quando nasceu e como você se sente atualmente

O primeiro passo de qualquer tratamento ayurvédico é definir se o seu *dosha* predominante é *Vata*, *Pitta* ou *Kapha*. O questionário a seguir, fornecido pela Clínica de Ayurveda (www.ayurveda.com.br), no Rio de Janeiro, dá as coordenadas. Para tanto, preste atenção às perguntas. Cada frase é uma afirmação: se esta corresponder a como você está se sentindo hoje, as notas serão altas (5 ou 6). Porém, se não expressar como você se sente atualmente, as notas serão baixas (1 ou 2). Tome cuidado, pois algumas afirmações são negativas, por exemplo: "não tolero tão bem o clima frio". Se isto for verdade na sua vida presente, as respostas devem apresentar notas altas (5 e 6). As pontuações intermediárias (3 e 4) correspondem a "às vezes", ou seja, quando as afirmações não são completamente verdadeiras nem totalmente falsas.

O resultado final será o somatório das respostas de cada *dosha*, fornecendo uma nota para *Vata*, uma outra para *Pitta* e a última para *Kapha*. Por exemplo, se os seus resultados forem: 120 *Vata*, 95 *Pitta* e 70 *Kapha*, o seu desequilíbrio atual é mais importante em *Vata*, seguido de *Pitta*. Logo, você tem um distúrbio *Vata-Pitta*. Mas, com certeza, as suas queixas relacionam-se mais ao *dosha Vata*. Também pode-se responder novamente pensando em como você era quando nasceu. Assim, dá para saber se os seus hábitos têm agravado algum desequilíbrio em relação ao seu *prakriti* (constituição natural).

Depois de descobrir seu *dosha*, leia sobre ele e confira a dieta ideal nas páginas 64 a 73. Isso dará uma orientação geral de como equilibrar sua constituição dóshica. Porém, para uma abordagem mais completa e individual, procure um profissional de Ayurveda na sua região. Ele indicará não só os alimentos como as práticas mais adequadas ao seu perfil. E lembre-se de que a proporção dos *doshas* tende a mudar com o tempo. Por isso, vale realizar o teste novamente após o tratamento.

QUESTÕES RELACIONADAS AO *VATA DOSHA*

	NÃO		ÀS VEZES		SIM	
1. Exerço as atividades rapidamente	1	2	3	4	5	6
2. Não tenho facilidade para memorizar coisas	1	2	3	4	5	6
3. Tenho facilidade para me lembrar das coisas mais tarde	1	2	3	4	5	6
4. Tenho entusiasmo e vivacidade por natureza	1	2	3	4	5	6
5. Sou magro	1	2	3	4	5	6
6. Não ganho peso com facilidade	1	2	3	4	5	6
7. Sempre aprendo novas coisas com muita rapidez	1	2	3	4	5	6
8. Meu modo de andar é leve e rápido	1	2	3	4	5	6
9. Costumo ter dificuldade em tomar decisões	1	2	3	4	5	6
10. Tenho tendência a formar gases e à prisão de ventre	1	2	3	4	5	6
11. Costumo ficar com as mãos e os pés frios	1	2	3	4	5	6
12. Sinto frequentemente ansiedade e preocupações	1	2	3	4	5	6
13. Não tolero tão bem o clima frio quanto a maioria das pessoas	1	2	3	4	5	6
14. Falo rapidamente	1	2	3	4	5	6
15. Meu estado de espírito muda facilmente	1	2	3	4	5	6
16. Sou emotivo por natureza	1	2	3	4	5	6
17. Tenho frequentemente dificuldade para adormecer	1	2	3	4	5	6
18. O sono não é profundo durante a noite	1	2	3	4	5	6
19. Costumo ficar com a pele ressecada, principalmente no inverno	1	2	3	4	5	6
20. Minha mente é muito ativa e agitada	1	2	3	4	5	6
21. Tenho muita imaginação	1	2	3	4	5	6
22. Meus movimentos são rápidos e ágeis	1	2	3	4	5	6
23. Sinto a energia surgir repentinamente	1	2	3	4	5	6
24. Sou facilmente excitável	1	2	3	4	5	6
25. Sozinho, durmo e me alimento irregularmente	1	2	3	4	5	6
26. Aprendo com rapidez	1	2	3	4	5	6
27. Esqueço facilmente o que aprendo	1	2	3	4	5	6

CAPÍTULO 1
AYURVEDA: A CIÊNCIA DA VIDA
TESTE

QUESTÕES RELACIONADAS AO *PITTA DOSHA*

	NÃO		ÀS VEZES		SIM	
1. Considero-me muito eficiente	1	2	3	4	5	6
2. Tenho tendência a ser preciso e ordenado nas atividades	1	2	3	4	5	6
3. Tenho força de vontade e modos um pouco enérgicos	1	2	3	4	5	6
4. Sinto mais desconforto e mais cansaço no calor que as outras pessoas	1	2	3	4	5	6
5. Tenho tendência a transpirar facilmente	1	2	3	4	5	6
6. Mesmo não demonstrando, irrito-me com facilidade	1	2	3	4	5	6
7. Mesmo não demonstrando sempre, me envaideço com facilidade	1	2	3	4	5	6
8. Não me sinto bem se perco ou atraso uma refeição	1	2	3	4	5	6
9. Meu cabelo pode ser descrito como: grisalho ou calvo precocemente, fino e liso, louro ou ruivo	1	2	3	4	5	6
10. Tenho bom apetite	1	2	3	4	5	6
11. Se quiser, posso comer muito	1	2	3	4	5	6
12. Costumo ter queimação no estômago	1	2	3	4	5	6
13. Muita gente me considera teimoso	1	2	3	4	5	6
14. Meu intestino funciona regularmente	1	2	3	4	5	6
15. Tenho tendência mais à diarreia do que à prisão de ventre	1	2	3	4	5	6
16. Fico impaciente com facilidade	1	2	3	4	5	6
17. Costumo ser perfeccionista nos detalhes	1	2	3	4	5	6
18. Enfureço-me facilmente, mas esqueço logo	1	2	3	4	5	6
19. Costumo guardar mágoas	1	2	3	4	5	6
20. Gosto de sorvetes, bebidas e alimentos gelados	1	2	3	4	5	6
21. Costumo achar um ambiente quente demais e não frio	1	2	3	4	5	6
22. Não tolero comida muito quente ou apimentada	1	2	3	4	5	6
23. Não sou tão tolerante nos desentendimentos	1	2	3	4	5	6
24. Gosto de desafios	1	2	3	4	5	6
25. Sou muito determinado a conseguir o que quero	1	2	3	4	5	6
26. Costumo ser muito crítico com os outros e comigo mesmo	1	2	3	4	5	6
27. Não gosto de atrasar-me nos compromissos	1	2	3	4	5	6

QUESTÕES RELACIONADAS AO *KAPHA DOSHA*

	NÃO		ÀS VEZES		SIM	
1. Minha tendência natural é fazer tudo tranquilamente	1	2	3	4	5	6
2. Tenho mais facilidade de ganhar peso do que a maioria das pessoas e perco mais vagarosamente	1	2	3	4	5	6
3. Perco peso mais vagarosamente	1	2	3	4	5	6
4. Sou de disposição calma	1	2	3	4	5	6
5. Não me irrito facilmente	1	2	3	4	5	6
6. Posso perder uma refeição sem sentir desconforto	1	2	3	4	5	6
7. Tenho tendência a excesso de muco, catarro, congestão nasal crônica, asma ou sinusite	1	2	3	4	5	6
8. Preciso de pelo menos oito horas de sono, às vezes mais	1	2	3	4	5	6
9. Tenho sono profundo	1	2	3	4	5	6
10. Sou tranquilo por natureza e não costumo me enfurecer	1	2	3	4	5	6
11. Não aprendo tão facilmente quanto os outros	1	2	3	4	5	6
12. Guardo o que sei e tenho memória longa	1	2	3	4	5	6
13. Tenho tendência a engordar e armazeno gordura com facilidade	1	2	3	4	5	6
14. O clima frio e úmido me incomoda	1	2	3	4	5	6
15. Meu cabelo é espesso, escuro e ondulado ou crespo	1	2	3	4	5	6
16. Tenho pele macia, fina e um pouco pálida	1	2	3	4	5	6
17. A estrutura de meu corpo é forte e sólida	1	2	3	4	5	6
18. As seguintes palavras me descrevem bem: sereno, amigável, afetuoso e generoso	1	2	3	4	5	6
19. Tenho digestão lenta e sinto peso após a refeição	1	2	3	4	5	6
20. Tenho grande resistência física e um nível bem equilibrado de energia	1	2	3	4	5	6
21. Costumo andar com passos lentos e medidos	1	2	3	4	5	6
22. Costumo dormir demais	1	2	3	4	5	6
23. Acordo meio atordoado	1	2	3	4	5	6
24. Começo as atividades do dia quase sempre devagar	1	2	3	4	5	6
25. Como devagar	1	2	3	4	5	6
26. Sou lento e metódico em meus atos	1	2	3	4	5	6
27. Considero-me muito apegado às pessoas e às coisas	1	2	3	4	5	6

Fonte: Clínica de Ayurveda (www.ayurveda.com.br)

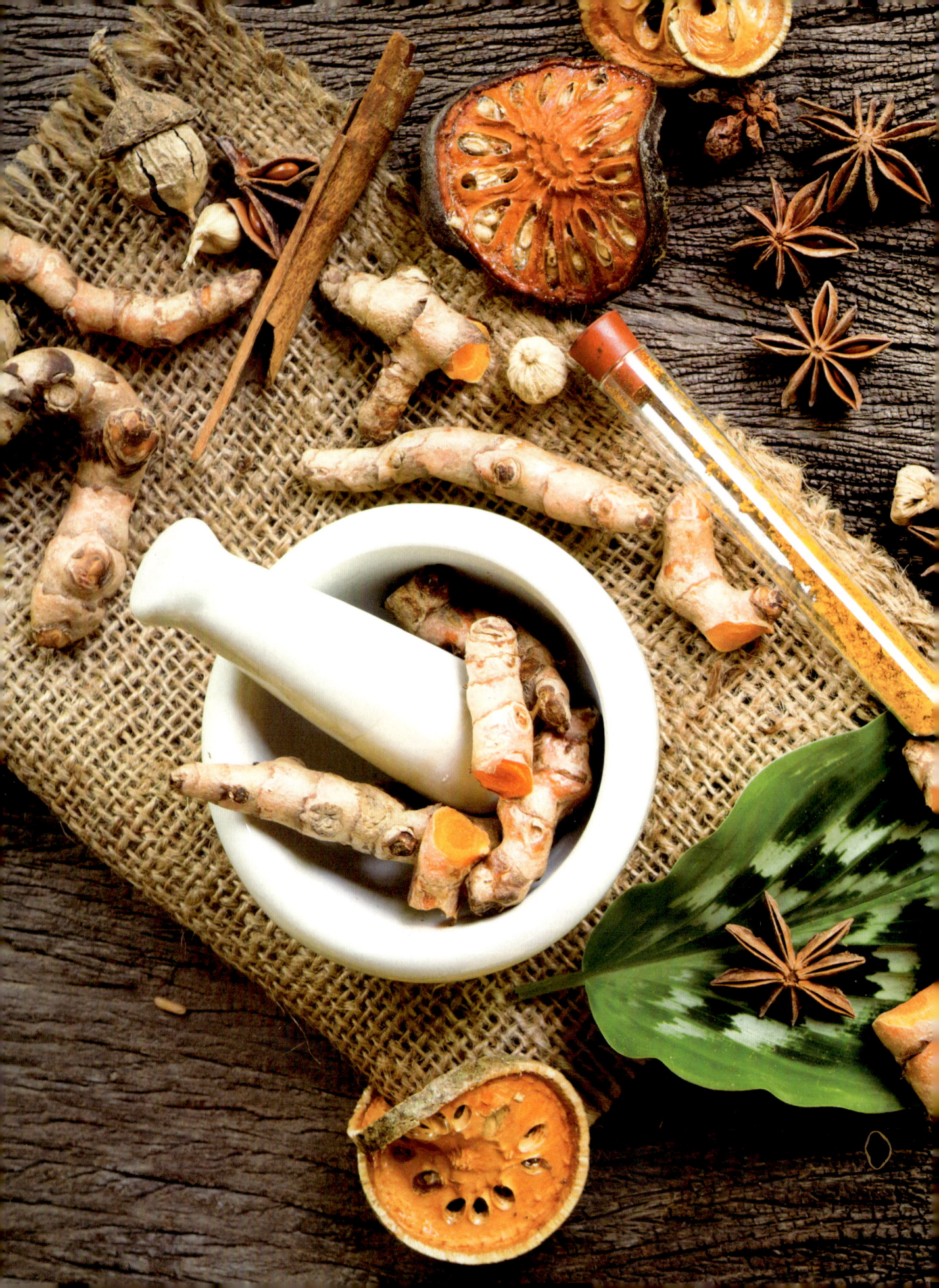

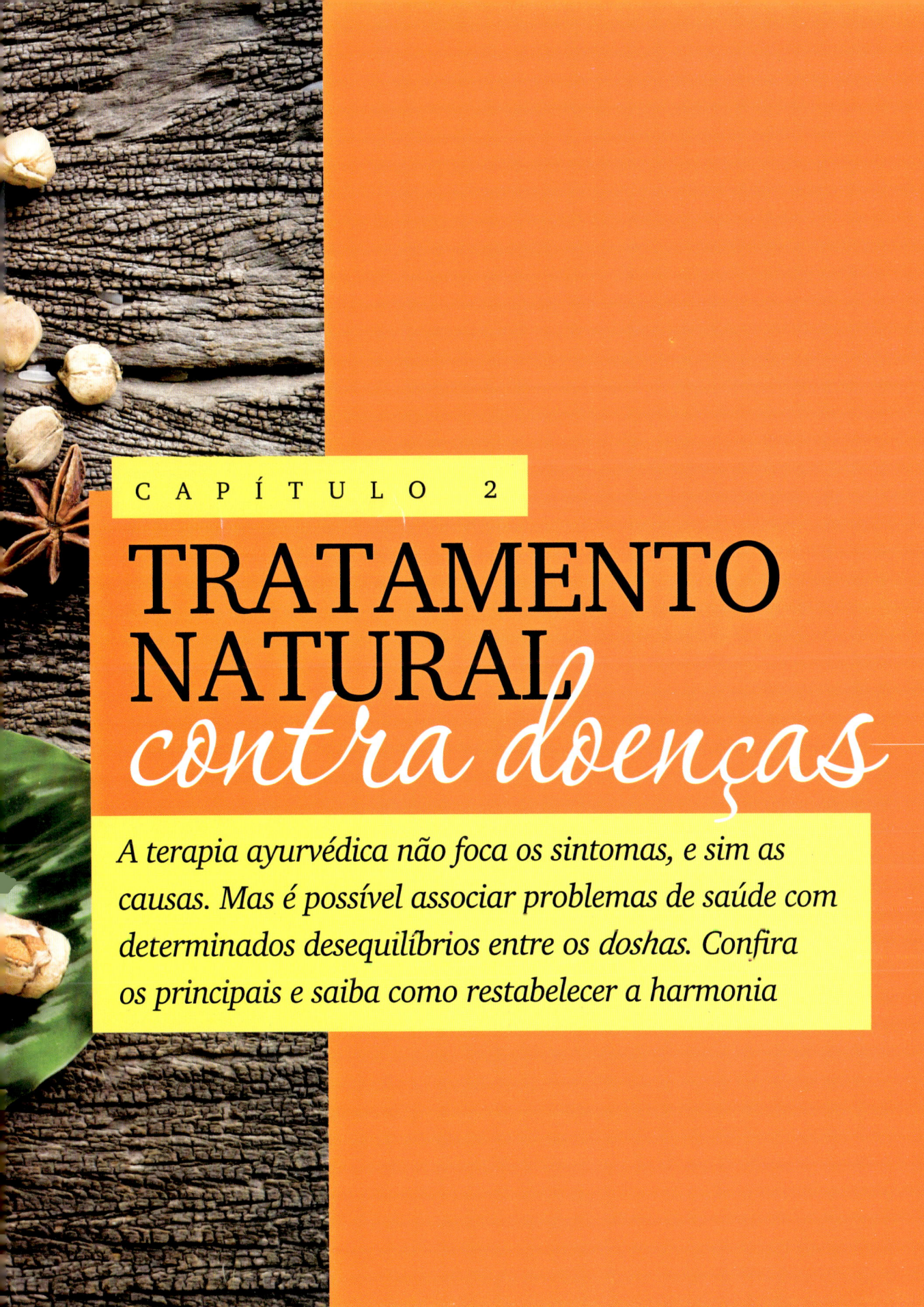

CAPÍTULO 2

TRATAMENTO NATURAL
contra doenças

A terapia ayurvédica não foca os sintomas, e sim as causas. Mas é possível associar problemas de saúde com determinados desequilíbrios entre os *doshas*. Confira os principais e saiba como restabelecer a harmonia

CAPÍTULO 2
TRATAMENTO NATURAL CONTRA DOENÇAS

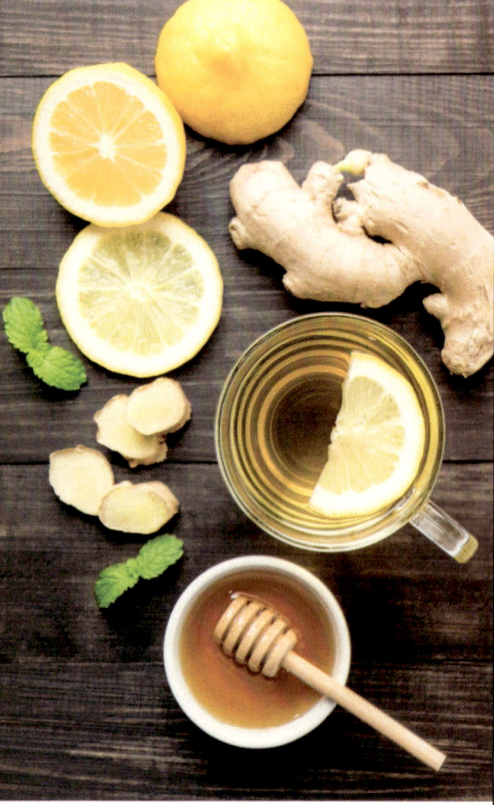

CHÁ DE GENGIBRE COM HORTELÃ

INGREDIENTES
- 2 a 3 cm de gengibre fresco, ou 5 col. (sopa) do rizoma macerado
- 1 litro de água
- 1 limão
- 1 ramo de hortelã
- Mel ou açúcar mascavo a gosto

MODO DE PREPARO
1) Após cortar ou macerar o gengibre, espere a água ferver e o adicione.
2) Use o suco do limão ou corte a fruta ao meio e a coloque, com casca, na panela.
3) Tampe e deixe em fogo baixo por 5 minutos. Durante esse período, acrescente mel ou açúcar mascavo a gosto.
4) Desligue o fogo e adicione as folhas do hortelã.
5) Espere a temperatura baixar um pouco, coe e sirva.

BLINDAGEM CONTRA AS DORES DE GARGANTA

Inflamações e infecções na garganta são muito comuns em todas as fases da vida. Segundo o Ayurveda, a amigdalite, um dos processos inflamatórios mais dolorosos, por exemplo, está relacionada ao desequilíbrio do *dosha Pitta*.

Para evitar infecções constantes, a medicina indiana propõe que o indivíduo mantenha seu sistema imunológico forte e aumente a vitalidade do corpo por meio de hábitos saudáveis. A dica é regular a rotina, fazer uma dieta com alimentos colhidos na região e estação do ano, de preferência orgânicos, além de praticar atividades físicas, ioga e meditação.

Outro ponto importante para aumentar a vitalidade e blindar o corpo contra as dores de garganta é adicionar determinados condimentos à dieta. De acordo com o médico Aderson Moreira da Rocha, da Clínica de Ayurveda, gengibre, cúrcuma (açafrão-da-terra), *curry*, pimenta-do-reino, noz-moscada, canela, coentro e cominho são algumas sugestões. Agora, se a dor já se instalou, uma boa alternativa são os chás de gengibre, hortelã e casca de romã. Unha-de-gato, canela em pau e capim-limão também têm bom efeito anti-inflamatório e analgésico.

ANSIEDADE E O DESEQUILÍBRIO DE *VATA*

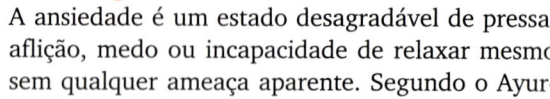

A ansiedade é um estado desagradável de pressa, aflição, medo ou incapacidade de relaxar mesmo sem qualquer ameaça aparente. Segundo o Ayurveda, essa sensação é um sinal de desequilíbrio do *dosha Vata*, que por natureza tem qualidades de frio, agitação e secura. Por isso, o indivíduo deve passar por um tratamento diário que gere calor e umidade para evitar o agravamento das características deste *dosha*.

A dieta deve conter alimentos mornos, cozidos, oleosos e dar preferência aos sabores doce, ácido e salgado, que são calmantes para *Vata*. A fitoterapia com plantas que tranquilizam e dão sensação de aquecimento, além de massoterapia e ioga, também são indicadas para promover o relaxamento do corpo e da mente.

Outra dica valiosa para atenuar os estados de ansiedade e tornar o sono mais profundo é massagear as plantas dos pés antes de dormir. O óleo mais indicado para isso é o de gergelim, tradicionalmente utilizado na Índia, mas também há outras opções no mercado que misturam óleos de oliva, gergelim e gérmen de trigo com outros extratos essenciais, como Ylang-ylang, gerânio e lavanda.

Seja lá como for, apesar de efetivas, as terapias ayurvédicas só devem ser aplicadas em indivíduos ansiosos que já se sentem um pouco melhor. Para tratar a raiz do problema de forma segura e adequada, vale complementar a terapia com a ajuda de um médico tradicional.

ALÍVIO AOS DESCONFORTOS DA MENOPAUSA

Enquanto pesquisas apontam obstáculos para provar a eficácia e a segurança da terapia de reposição hormonal sintética, estudos científicos destacam os benefícios dos hormônios derivados de plantas medicinais. Conhecidos como fito-hormônios, eles têm se mostrado bastante seguros e já são recomendados por muitos especialistas.

Entre os mais conhecidos estão as isoflavonas, substância presente principalmente na soja e em seus derivados, além de plantas como o trevo vermelho, o broto de alfafa e a semente de linhaça. Com efeitos parecidos aos dos hormônios naturais do corpo, elas atuam nos receptores de estrógeno do cérebro, nos ossos e no sistema cardiovascular. Tal ação muscular também facilita a redução dos riscos de doenças cardiovasculares em mulheres na fase da menopausa.

De quebra, as isoflavonas amenizam as ondas de calor, os calafrios e a transpiração excessiva, além de combaterem a perda óssea, prevenindo a osteoporose, comum nesse período da vida da mulher. Mas vale lembrar que mesmo os fito-hormônios só devem ser usados com a prescrição e o acompanhamento de um profissional, pois esses compostos podem afetar o funcionamento de órgãos como ovários e tireoide.

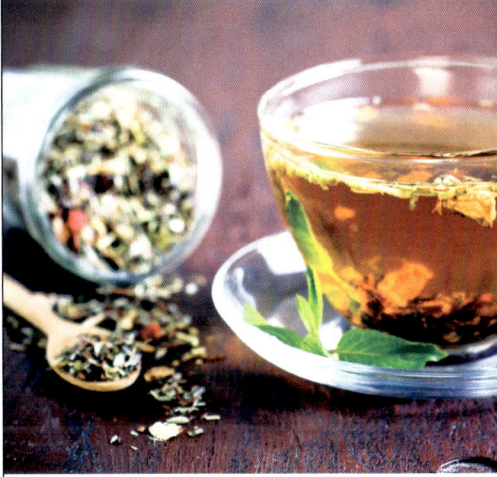

COMBATA OS SINTOMAS DA RINITE

Caracterizada por sintomas como coriza, coceira e espirros, a rinite é a irritação e o inchaço da membrana da mucosa do nariz em resposta a uma reação imunológica do corpo a partículas inaladas. De acordo com a filosofia ayurvédica, esse problema de saúde costuma ser decorrente de um distúrbio Kapha-Pitta. Essa condição pode acontecer pelo excesso de consumo de alimentos quentes ou de determinadas especiarias. Também entram na lista de causadores cafeína, perfumes e tabaco, além de fatores naturais como pólen, ácaros, mofo e pelos de animais.

Alguns alimentos tendem a aumentar a produção de muco, o que pode agravar as alergias. Por isso, é interessante evitar produtos lácteos, trigo, açúcar, batata, tomate, pimentão, banana e laranja. Já grãos secos, milho e peixes como salmão, truta e bacalhau são boas opções para adicionar ao cardápio. Suco de limão com mel e chá de cardamomo com pimenta e gengibre funcionam de forma eficaz.

Quanto aos hábitos, vale investir em certos tipos de *pranayama* (exercícios respiratórios do ioga); desintoxicar o organismo por meio do *Panchakarma* (ver mais na página 59); e, claro, fazer mudanças no ambiente. Desfazer-se de tapetes, carpetes e cortinas, por exemplo, é uma boa maneira de acabar com os ácaros. Evitar exposição prolongada ao ar-condicionado e manter a casa livre de pelos de animais também são medidas básicas que ajudam a controlar a rinite.

8 MEDIDAS QUE AJUDAM A ATENUAR AS ALERGIAS

★ Adicione uma fatia de gengibre, pimenta e cardamomo ao preparar os chás.

★ Misture mel com o suco de meio limão e tome essa mistura de manhã cedo, por algumas semanas.

★ Coloque duas colheres de vinagre de maçã e um pouco de mel em um copo de água fervida. Deixe amornar e tome de manhã cedo.

★ Tenha uma dieta rica em vitaminas C e B.

★ Tome chá de camomila duas vezes por dia.

★ Ao deitar, pingue duas a três gotas de óleo de coco nas narinas.

★ Consuma chá feito de cânfora, cravinho e manjericão durante cerca de duas semanas.

★ Fitoterápicos à base de prímula, urtiga e *butterbur* também são úteis no tratamento da rinite alérgica.

CAPÍTULO 2
TRATAMENTO NATURAL CONTRA DOENÇAS

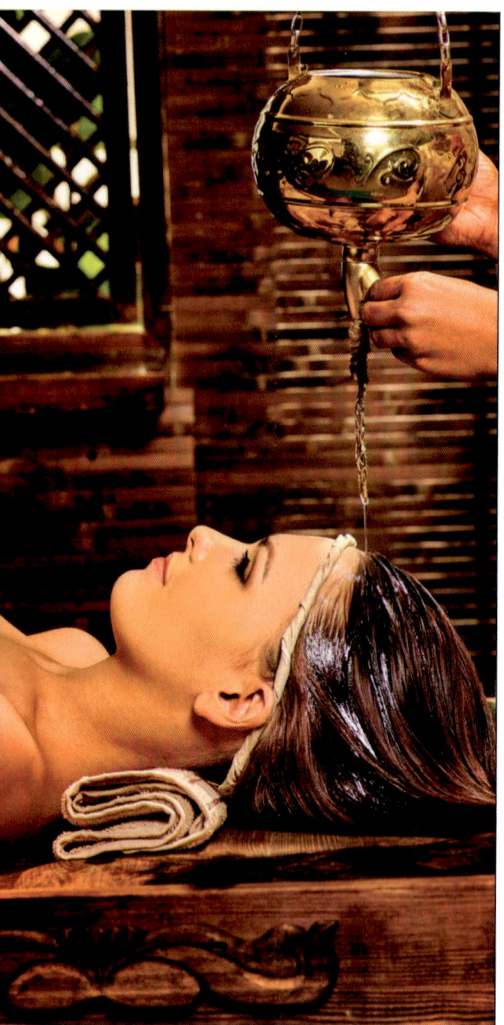

ÓLEOS HERBAIS NA CABEÇA

Algumas metodologias contra o Parkinson trabalham com a aplicação de óleos herbais e pastas. A técnica *Thalapothichil*, por exemplo, consiste na aplicação de ervas selecionadas, e completamente molhadas, no couro cabeludo do paciente. A cabeça ainda é coberta por folhas de bananeira para selar o medicamento. Todo esse processo visa acalmar o sistema nervoso, aliviar tensões mentais, aumentar a memória e melhorar a qualidade do sono.

SOLUÇÕES PARA A DISFUNÇÃO ERÉTIL

De acordo com a Organização Mundial da Saúde (OMS), cerca de 30% dos homens brasileiros sofrem com a disfunção erétil. A doença é caracterizada pela incapacidade de manter a ereção durante a prática sexual. Suas causas podem ser orgânicas (provocadas por condições físicas, como diabetes e problemas hormonais), psicogênicas (quando influenciadas por problemas emocionais) ou mistas, que misturam os dois fatores e são as mais comuns em todas as partes do mundo.

Segundo o médico Aderson Moreira da Rocha, da Clínica de Ayurveda, há duas modalidades ayurvédicas de tratamento que podem ajudar os homens que sofrem dessa patologia. Uma delas, a *Rasayana* — também conhecida como "terapia do rejuvenescimento" — aumenta a vitalidade do indivíduo. Já a *Vajikarana*, a "terapia dos afrodisíacos", promove a potência sexual e estimula a libido do casal. Nesta última, são usadas plantas medicinais com propriedades que estimulam o apetite sexual, como pó-de-mico, feno-grego, noz-moscada, tríbulo e *ashwagandha* (ginseng indiano).

A prevenção, por sua vez, pode ser feita com mudanças simples no estilo de vida, como a adoção de uma dieta saudável, com alimentos que só crescem na natureza, consumo de comida integral e orgânica, prática regular de atividade física, ioga e meditação. Também é preciso evitar o consumo de álcool, tabaco, drogas não receitadas e o excesso de trabalho.

PREVENÇÃO PARA O PARKINSON

O Parkinson é uma desordem neurológica marcada pelo processo degenerativo dos neurônios na parte do cérebro responsável pelos movimentos do corpo. Essa degeneração cria uma escassez de dopamina, substância que atua na memória, coordenação e atenção, entre outras funções.

De acordo com a filosofia ayurvédica, os sintomas do Parkinson são o resultado de um *Vata* viciado, pois é este *dosha* que controla o nível geral de equilíbrio e a ativação do sistema nervoso. A doença é chamada pelos indianos e estudiosos do Ayurveda como *Kampavata*.

É importante frisar que o Parkinson não tem cura completa, mas o Ayurveda pode ajudar para que o paciente tenha uma qualidade de vida melhor após o diagnóstico. Preparações que contêm *Mucuna Pruriens* (pó-de-mico), cujo principal composto ativo é a *Levodopa*, têm sido muito usadas como principal tratamento da doença.

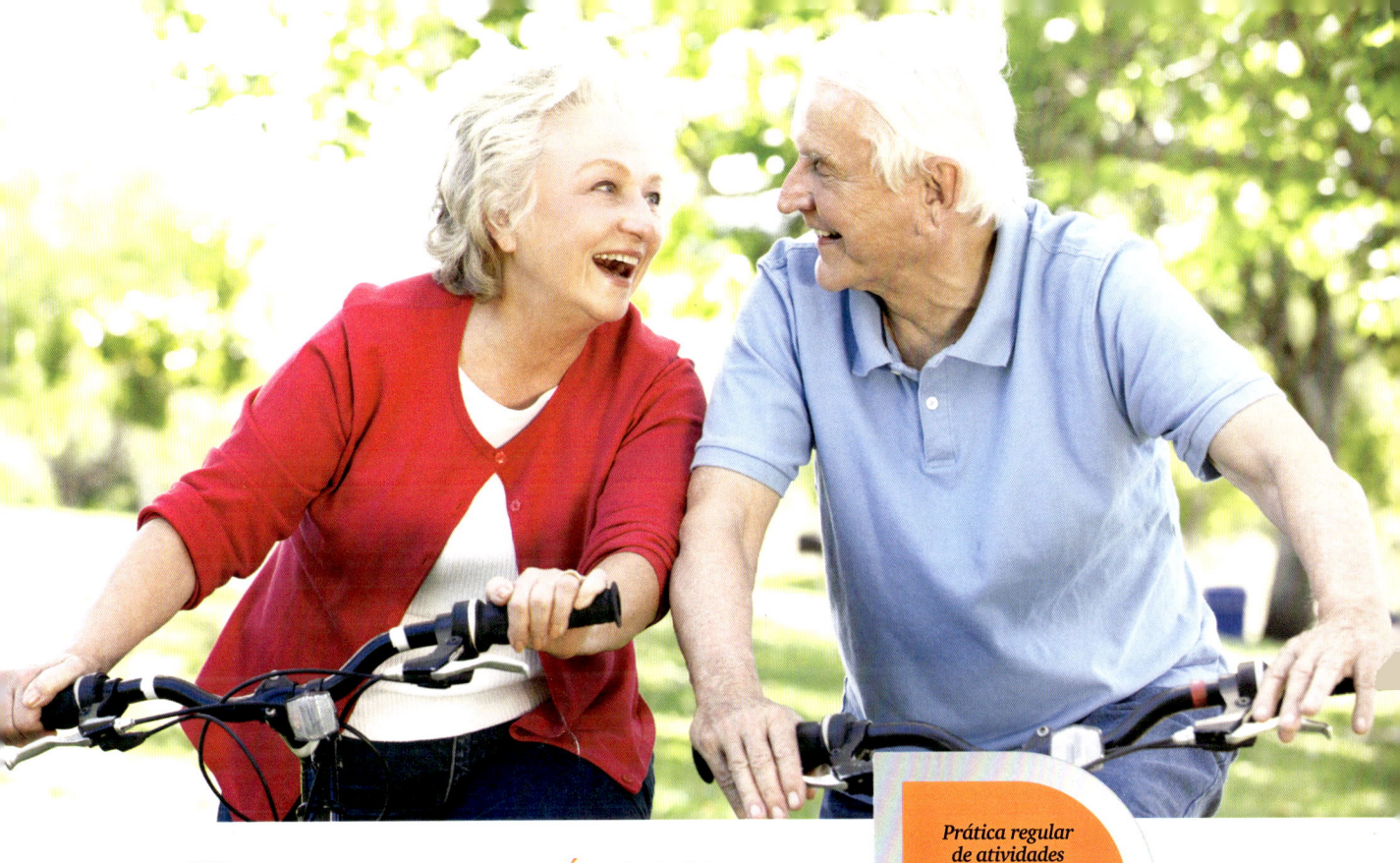

VITALIDADE APÓS OS 60

De acordo com a filosofia ayurvédica, a partir dos 60 anos, a energia de *Vata* começa a influenciar o organismo do ser humano de forma que haja a predominância dos elementos ar e éter. Essas mudanças passam a gerar desequilíbrios que trarão sintomas como insônia, sensação de frio, digestão irregular, prisão de vente, dor articular, secura da pele e falha na memória. Mas esse excesso de *Vata* pode ser combatido com mudanças na rotina em geral. Para evitar o acúmulo de toxinas e rejuvenescer, as recomendações para essa faixa etária incluem uma alimentação quente e úmida, que priorize os sabores doce, salgado e adstringente. A dieta também deve ser rica em frutas e vegetais frescos e orgânicos, grãos integrais e derivados do leite, que proporcionam vitalidade e integridade para corpo e mente.

Alimentos enlatados, processados, congelados e requentados, devem ficar de fora da mesa, pois todos carecem de energia vital. E a ingestão de líquidos merece atenção especial, para diminuir a secura de *Vata*.

Para a mente, são indicadas sementes (nozes e amêndoas) e especiarias como a cúrcuma, além de massagem, meditação e ioga para controlar o estresse e aumentar a energia. Também vale evitar passar muitas horas diante da TV e treinar o cérebro para ele manter-se saudável por meio de jogos da memória e de cartas, leitura, palavras cruzadas, desenho, pintura e pensamentos positivos… Coisas simples que estimulam a memória, o raciocínio e a criatividade. Afinal, a terceira idade deve ser tão bem aproveitada quanto qualquer outra fase da vida.

Prática regular de atividades físicas ajuda a manter mente e corpo jovens mesmo na terceira idade

Para conservar o raciocínio lógico, troque o tempo na frente da TV por jogos de memória, palavras cruzadas, leitura e artes

CAPÍTULO 2
TRATAMENTO NATURAL
CONTRA DOENÇAS

FITOTERAPIA

O PODER DAS PLANTAS *medicinais*

Grande parte das ervas e especiarias utilizadas em terapias ayurvédicas é facilmente encontrada no Brasil, mas é preciso fazer combinações personalizadas para equilibrar os doshas e restabelecer a saúde

As raízes e ervas medicinais são usadas há milênios de acordo com a sabedoria ayurvédica. Nas quatro escrituras sagradas da tradição hindu, os *Vedas*, elas ganham destaque na última, o *Atharvaveda*. Essa obra é diferente das outras três porque foi redigida por brâmanes que haviam se mudado para a selva, entrado em contato com a cultura autóctone da Índia e fundado um movimento chamado *Aranyaka* (de *aranya*, que significa "floresta"). A experiência na mata fez com que eles enfatizassem a importância da fitoterapia entre os métodos de tratamento do Ayurveda, descrevendo de forma bastante precisa o uso de cada planta como meio de cura.

Séculos depois, por volta de III a.C., o erudito Charaka escreveu textos com as características de 1.500 plantas, dando destaque para as propriedades terapêuticas de mais de 350 espécies. Sua obra sobre o tema é tida até hoje como a mais importante fonte do Ayurveda.

No Ocidente, a fitoterapia foi a principal forma de cura até a primeira metade do século XX, quando o fortalecimento da indústria farmacêutica fomentou um *boom* na produção e venda de drogas alopáticas. Nos últimos anos, entretanto, vem-se observando um movimento inverso apoiado em diversas pesquisas que comprovam os benefícios das plantas medicinais. E mais: várias dessas descobertas apontam que, além de serem eficazes no tratamento de enfermidades, os fitoterápicos têm a vantagem de apresentar efeitos colaterais infinitamente menores do que os remédios convencionais.

Contudo, é preciso se libertar de alguns paradigmas típicos do Ocidente. Segundo a tradição ayurvédica, as propriedades de cada planta, por exemplo, podem variar conforme sua aplicação. "A medicina ocidental tende a acreditar que um medicamento só pode ser usado para curar determinado problema. Na visão do Ayurveda, uma única planta pode ajudar a melhorar diferentes tipos de

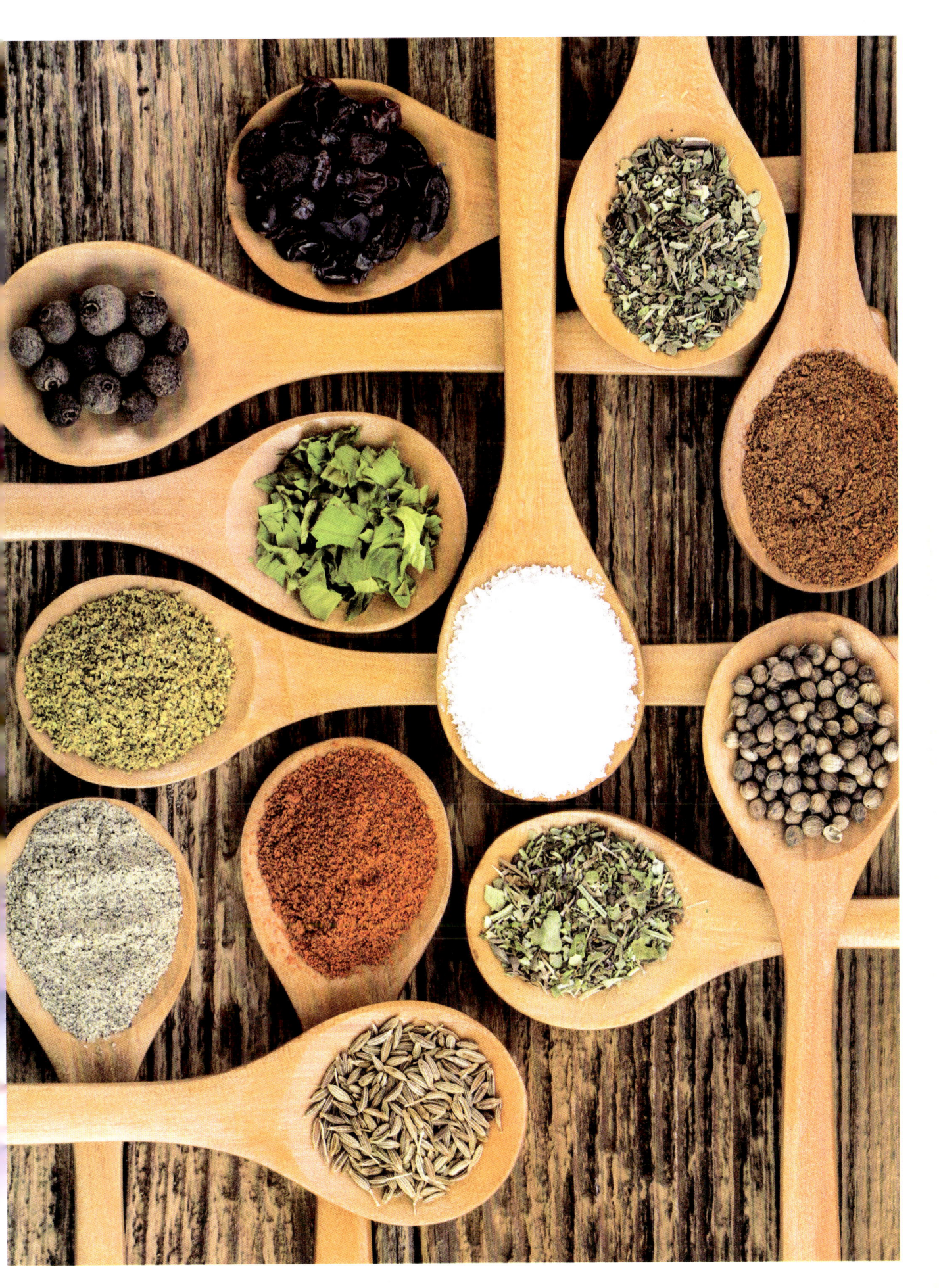

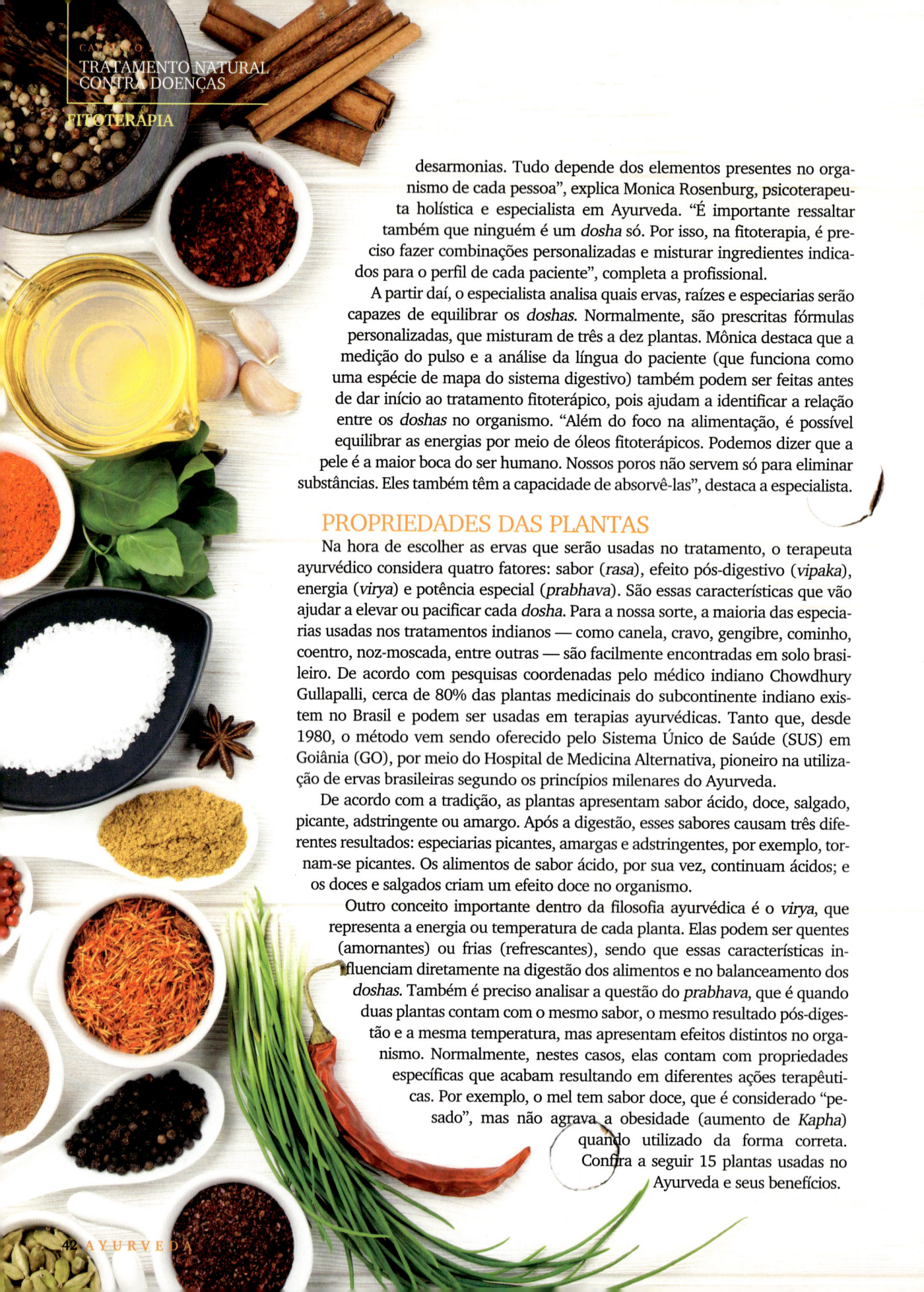

CAPÍTULO 2
TRATAMENTO NATURAL
CONTRA DOENÇAS

FITOTERAPIA

desarmonias. Tudo depende dos elementos presentes no organismo de cada pessoa", explica Monica Rosenburg, psicoterapeuta holística e especialista em Ayurveda. "É importante ressaltar também que ninguém é um *dosha* só. Por isso, na fitoterapia, é preciso fazer combinações personalizadas e misturar ingredientes indicados para o perfil de cada paciente", completa a profissional.

A partir daí, o especialista analisa quais ervas, raízes e especiarias serão capazes de equilibrar os *doshas*. Normalmente, são prescritas fórmulas personalizadas, que misturam de três a dez plantas. Mônica destaca que a medição do pulso e a análise da língua do paciente (que funciona como uma espécie de mapa do sistema digestivo) também podem ser feitas antes de dar início ao tratamento fitoterápico, pois ajudam a identificar a relação entre os *doshas* no organismo. "Além do foco na alimentação, é possível equilibrar as energias por meio de óleos fitoterápicos. Podemos dizer que a pele é a maior boca do ser humano. Nossos poros não servem só para eliminar substâncias. Eles também têm a capacidade de absorvê-las", destaca a especialista.

PROPRIEDADES DAS PLANTAS

Na hora de escolher as ervas que serão usadas no tratamento, o terapeuta ayurvédico considera quatro fatores: sabor (*rasa*), efeito pós-digestivo (*vipaka*), energia (*virya*) e potência especial (*prabhava*). São essas características que vão ajudar a elevar ou pacificar cada *dosha*. Para a nossa sorte, a maioria das especiarias usadas nos tratamentos indianos — como canela, cravo, gengibre, cominho, coentro, noz-moscada, entre outras — são facilmente encontradas em solo brasileiro. De acordo com pesquisas coordenadas pelo médico indiano Chowdhury Gullapalli, cerca de 80% das plantas medicinais do subcontinente indiano existem no Brasil e podem ser usadas em terapias ayurvédicas. Tanto que, desde 1980, o método vem sendo oferecido pelo Sistema Único de Saúde (SUS) em Goiânia (GO), por meio do Hospital de Medicina Alternativa, pioneiro na utilização de ervas brasileiras segundo os princípios milenares do Ayurveda.

De acordo com a tradição, as plantas apresentam sabor ácido, doce, salgado, picante, adstringente ou amargo. Após a digestão, esses sabores causam três diferentes resultados: especiarias picantes, amargas e adstringentes, por exemplo, tornam-se picantes. Os alimentos de sabor ácido, por sua vez, continuam ácidos; e os doces e salgados criam um efeito doce no organismo.

Outro conceito importante dentro da filosofia ayurvédica é o *virya*, que representa a energia ou temperatura de cada planta. Elas podem ser quentes (amornantes) ou frias (refrescantes), sendo que essas características influenciam diretamente na digestão dos alimentos e no balanceamento dos *doshas*. Também é preciso analisar a questão do *prabhava*, que é quando duas plantas contam com o mesmo sabor, o mesmo resultado pós-digestão e a mesma temperatura, mas apresentam efeitos distintos no organismo. Normalmente, nestes casos, elas contam com propriedades específicas que acabam resultando em diferentes ações terapêuticas. Por exemplo, o mel tem sabor doce, que é considerado "pesado", mas não agrava a obesidade (aumento de *Kapha*) quando utilizado da forma correta.

Confira a seguir 15 plantas usadas no Ayurveda e seus benefícios.

GENGIBRE

Nome científico: *Zingiber officinale*
Qualidade: leve, oleosa
Sabor: picante
Potência: aquece
Pós-digestivo: doce
Dosha: aumenta *Pitta* e acalma *Vata* e *Kapha*

★ O gengibre é um dos grandes trunfos da fitoterapia ayurvédica, pois ajuda a amenizar uma série de desequilíbrios. Usada há séculos no Oriente, a planta é estimulante, de sabor picante e energia quente. Essas características fazem com que ela equilibre bem os *doshas Vata* e *Kapha*, mas é preciso ficar atento para não abusar do ingrediente e agravar *Pitta*. No corpo, o gengibre apresenta efeitos antivirais e anti-inflamatórios, que aliviam dores musculares e problemas como reumatismo e artrose. É excelente quando tomado quente no início de infecções respiratórias. Também ajuda a regular o sistema digestivo, diminuindo enjoos, náuseas e vômitos, sendo bastante recomendado por médicos para amenizar o mal-estar causado pela quimioterapia ou mesmo na gravidez. Como tem potência quente, o rizoma é ainda indicado para quem tem problemas de circulação, pois reduz os coágulos do sangue, e tem ação termogênica, que acelera o metabolismo. Mas atenção: seu consumo deve ser evitado em casos de úlceras pépticas, pedras na vesícula biliar ou se o paciente já estiver fazendo uso de anticoagulantes.

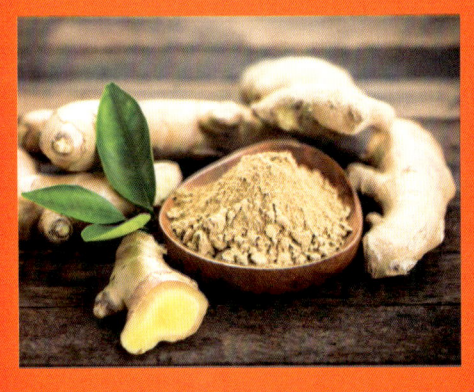

MIL E UMA UTILIDADES

Embora o gengibre seja mais utilizado em chás, há várias outras formas de consumir a planta. Pode-se, por exemplo, mascar o gengibre fresco para aliviar a dor de dente. Já quem quer estimular o crescimento de cabelos, deve preparar uma pasta com gengibre ralado ou em pó e passá-la no couro cabeludo. Como tônico, tem efeitos afrodisíacos. E misturado com óleo, ajuda a curar nevralgias, dores na lombar e artrites. Por dia, consuma 2 a 5 gramas de gengibre fresco, 1 a 2 gramas da especiaria seca ou 2 a 10 ml da tintura.

GINSENG INDIANO

Nome científico: *Withania somnifera*
Qualidade: leve, oleosa
Sabor: doce, amargo, picante
Potência: quente
Pós-digestivo: doce
Dosha: aumenta *Pitta* e acalma *Kapha* e *Vata*

★ Chamado de *Ashwagandha* na Índia, o ginseng indiano é bastante eficaz nos tratamentos ayurvédicos. Sua potência quente acalma os *doshas Vata* e *Kapha*. Mas é preciso ficar atento para não exagerar no ingrediente e agravar *Pitta*. Segundo pesquisas realizadas no California College of Ayurveda (EUA), o *Ashwagandha* atua nos sistemas reprodutivo, nervoso e respiratório. O efeito rejuvenescedor e vitalizante da planta é uma boa pedida para pacientes que sofrem de exaustão, velhice, impotência sexual, perda de memória e de força muscular. Também é indicada para tratar casos de esclerose múltipla, endometriose, problemas dermatológicos, infertilidade e melhorar a resiliência em situações de estresse físico e emocional, como pânico e insônia, mas deve ser evitada durante a gravidez. Externamente, o óleo é aplicado em articulações doloridas, ombro congelado (capsulite adesiva), dores nas costas e no nervo ciático. Não é fácil encontrar *Ashwaghanda* no Brasil. Porém, é possível substituir o ingrediente por *Pffafia*, também conhecida como ginseng brasileiro. Assim como o ingrediente indiano, a erva nacional funciona como um tônico para o corpo e a mente.

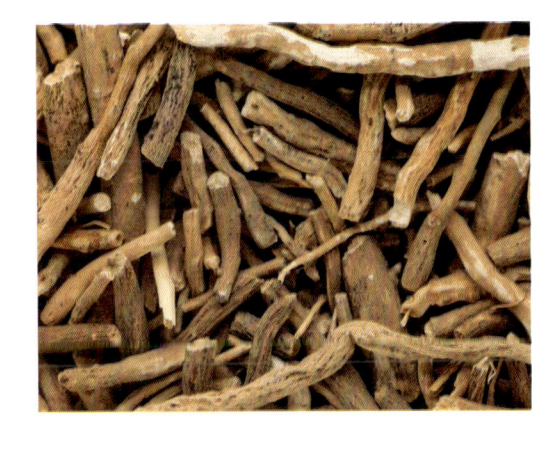

CAPÍTULO 2
TRATAMENTO NATURAL CONTRA DOENÇAS

FITOTERAPIA

FUNCHO

Nome científico: *Foeniculum vulgare*
Qualidade: seca, leve
Sabor: doce, amargo, picante
Potência: refrescante
Pós-digestivo: doce
Dosha: aumenta Pitta e equilibra os três *doshas*

★ Conhecido popularmente como erva-doce, o funcho é usado em tratamentos para equilibrar *Vata* e *Pitta*. A planta, que apresenta caule verde, flores amarelas e frutos com sementes, tem potência fria e une os sabores picante, amargo e adocicado. Quando ingerido, o funcho ajuda a aliviar problemas como nervosismo, infecções urinárias, cólicas intestinais e insônia. Também atua positivamente em casos de artrite, artrose, glaucoma e pressão alta. Além disso, o consumo da erva é indicado para regular o ciclo menstrual e aumentar o fluxo de leite materno. Mastigar as sementes após as refeições acomoda a digestão e evita a flatulência. O óleo extraído do funcho para uso externo, por sua vez, é eficaz contra tosse e bronquite, mas deve ser evitado por grávidas.

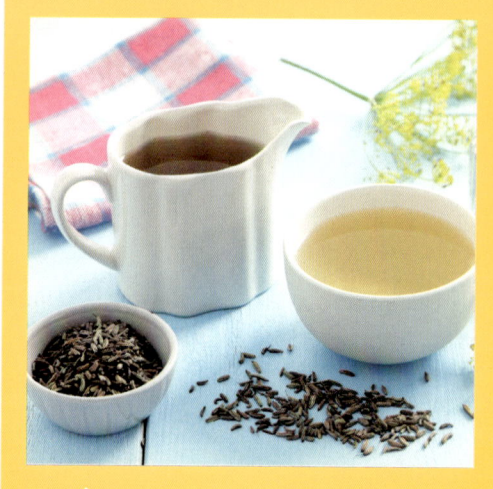

CHÁ DIGESTIVO

INGREDIENTES:
- 2 g de cominho (sementes secas)
- 2 g de funcho (sementes secas)
- 2 g de coentro (sementes secas)

MODO DE PREPARO:
1) Coloque as sementes em um recipiente com 200 ml de água fervente;
2) Abafe por 10 minutos e coe. Tome três vezes ao dia para melhorar a função digestiva.

CANELA

Nome científico: *Cinnamomum zeylanicum*
Qualidade: leve, seca, penetrante
Sabor: doce, picante, adstringente
Potência: aquece
Pós-digestivo: doce
Dosha: acalma Kapha e Vata; em excesso, aumenta Pitta

★ Bastante conhecida no Brasil, a canela pacifica os *doshas Vata* e *Kapha*. Por conta de sua potência quente e sabor picante, é preciso tomar cuidado para que o consumo não agrave casos de *Pitta* elevado. Normalmente, a especiaria é utilizada pelo Ayurveda em forma de casca ou óleo. Seu caráter adstringente evita irritações no intestino, úlceras, corrimento vaginal e reforça a eficácia da insulina, ajudando a controlar a diabetes. Também estimula a circulação, alivia a doença de Raynaud, melhora artrites e baixa o colesterol. Quando tomada quente, combate infecções bacterianas e virais, como gripes, tosse, catarro e febre. Rica em magnésio, ajuda a manter a densidade óssea e o equilíbrio hormonal, além de atuar contra os sintomas da TPM, endometriose, impotência, cólicas menstruais e falta de libido. Especialistas indicam o consumo de canela antes das refeições, para abrir o apetite. Sua potência quente ajuda no tratamento de reumatismos causados pelo excesso de *Vata*. Uma boa opção é realizar massagens com o óleo essencial nas áreas doloridas. Externamente, pode ser usada em inalações, como descongestionante, ou para lavar ferimentos, picadas e infecções de pele.

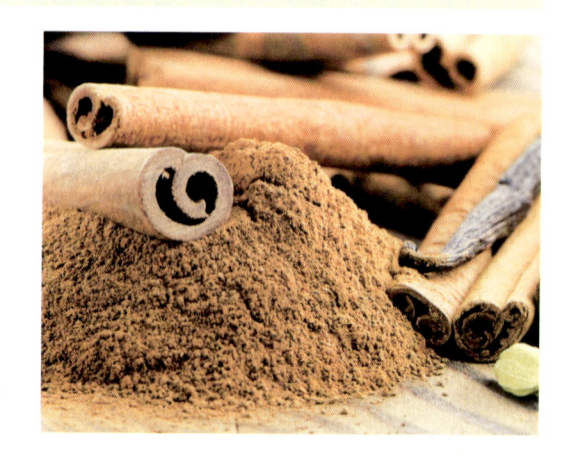

COENTRO

Nome científico: *Coriandrum sativum*
Qualidade: leve, oleosa
Sabor: doce, amargo, picante e adstringente
Potência: refrescante
Pós-digestivo: doce
Dosha: equilibra *Vata*, *Pitta* e *Kapha*

✴ Presente em diversas receitas típicas da gastronomia indiana, o coentro ajuda a harmonizar os três *doshas*. Por apresentar quatro sabores (adstringente, amargo, picante e doce) e potência que vai do quente (para frutos) ao frio (folhas), ele desencadeia uma série de ações no organismo logo após sua ingestão. Para começar, a planta reduz a temperatura do corpo, estimula o processo digestivo e elimina toxinas. Também pode ser usada como diurético ou para aliviar gases e cólicas intestinais. Segundo o bioquímico e pesquisador indiano Bharat Aggarwal, o coentro ajuda a combater diabetes, insônia, gastrite, úlcera, problemas de fígado, alterações de colesterol e até hipertensão arterial. Afrodisíaco, o coentro ainda funciona como um remédio natural para a disfunção erétil e é eficaz contra alergias, pele inflamada e conjuntivite. Para tratar esses problemas, basta fazer uma pasta com as folhas e frutos do coentro e aplicar sobre a área irritada. Também se pode fazer gargarejo com o chá da folha para tratar dores de garganta e aftas.

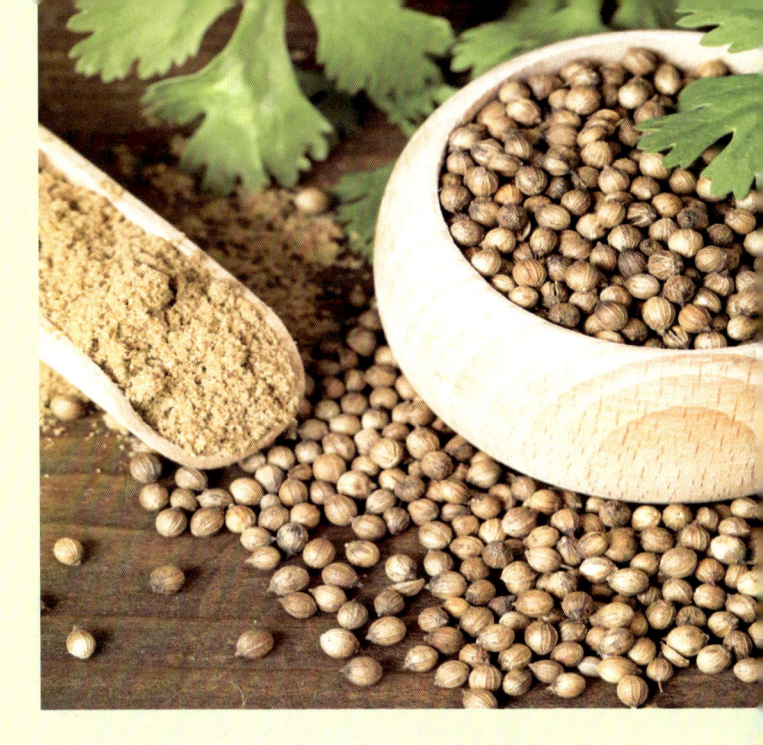

BABOSA

Nome científico: *Aloe vera*
Qualidade: oleosa, pegajosa
Sabor: amargo, picante, adstringente, doce
Potência: refrescante
Pós-digestivo: doce
Dosha: atenua *Pitta* e equilibra os três *doshas*

✴ O gel transparente do interior de suas folhas rejuvenesce, combate inflamações, é um bom tônico amargo para o fígado e, principalmente, refresca queimaduras na pele, sejam elas de sol, fogo ou provocadas por tratamentos de radioterapia. Tem função especialmente benéfica para o excesso de *Pitta*. Seu suco ajuda na digestão, regula o metabolismo de açúcares e gorduras, elimina toxinas e tem um efeito levemente antibiótico. Nas mulheres, ainda regula os ciclos menstruais, alivia os calores da menopausa e os sintomas da TPM (tanto físicos quanto emocionais). Além de compor loções hidratantes e antirrugas, seu uso externo alivia o desconforto das hemorroidas. Só é contraindicada em casos de gravidez, apendicite ou sangramento uterino.

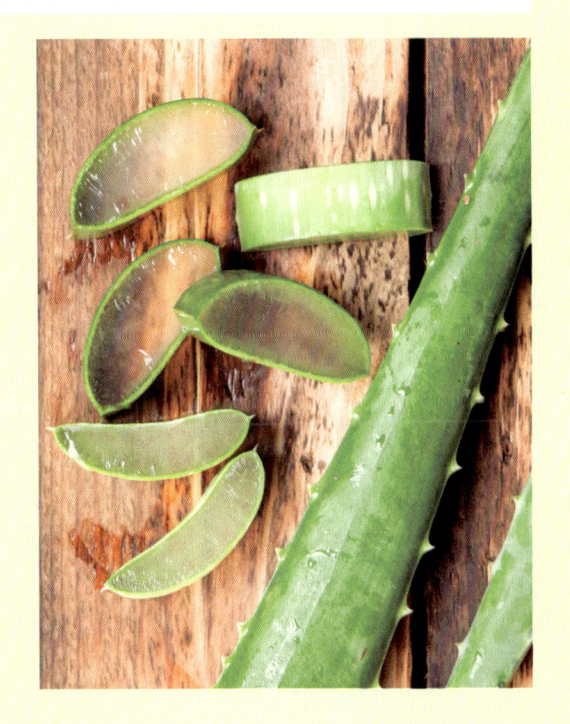

CAPÍTULO 2
TRATAMENTO NATURAL CONTRA DOENÇAS

FITOTERAPIA

COMINHO

Nome científico: *Cuminum cyminum*
Qualidade: leve, seca
Sabor: amargo, picante
Potência: quente
Pós-digestivo: picante
Dosha: equilibra os três; em excesso, agrava Pitta

✴ Muito presente em receitas da gastronomia asiática, o cominho é bastante conhecido por suas propriedades digestivas. A fitoterapia ayurvédica trabalha com as sementes da planta, que apresentam sabor picante e amargo, com potência quente (embora alguns autores ocidentais a considerem fria). Acalma os *doshas Vata* e *Kapha*. Entretanto, se consumido em excesso, pode agravar *Pitta*, não sendo recomendável utilizá-lo muito durante a gestação. Pesquisas indianas apontam sua eficácia na redução dos níveis de colesterol, açúcar e triglicérides no sangue. Além disso, a semente é indicada para casos de diarreia, intoxicação, disfunção erétil, febre e inchaço, além de purificar o útero. Deve-se consumir 3 a 6 gramas do pó da semente ao dia. Pode-se fazer as seguintes combinações: associá-lo ao funcho e ao coentro, em doses iguais, para má digestão e gases; ou associá-lo ao gengibre e à canela para quadros respiratórios como tosse, secreções, rinite e sinusite.

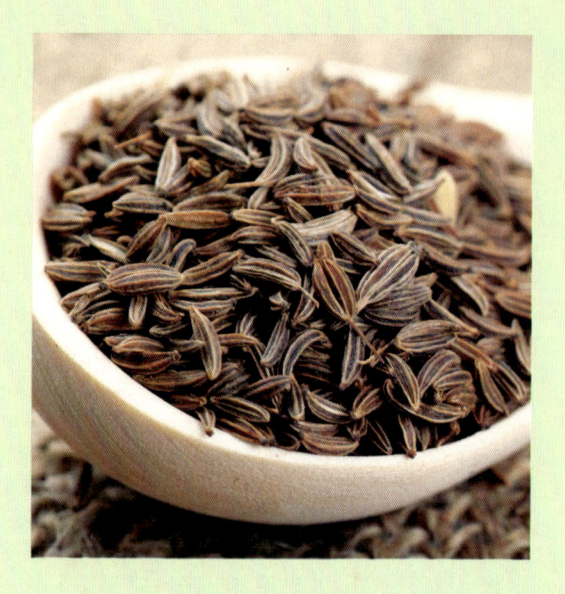

MALVA-BRANCA

Nome científico: *Sida cordifolia*
Qualidade: gordurosa, pesada
Sabor: doce, amargo
Potência: refrescante
Pós-digestivo: doce
Dosha: equilibra os três *doshas*; em excesso, pode agravar *Kapha*

✴ No Ayurverda, a malva-branca tem um efeito tônico e renovador de energias. Por conta disso, a planta é bastante indicada para quem sofre de fadiga e dores nos nervos e músculos. De sabor adocicado e potência refrescante, é indicada para desarmonias causadas por um *Vata* elevado, como reumatismo e distúrbios no sistema nervoso, aliviando tensões, ansiedade, insônia, tosse seca, inflamações no intestino, infecções do trato urinário e até casos de encefalite miálgica e herpes-zóster. Apesar de todos os benefícios, a utilização da malva-branca tem algumas restrições. Além de não ser indicada para mulheres grávidas, a planta deve ser evitada por obesos ou hipertensos. Externamente, é usada como óleo para tratar artrites, distúrbios oculares, dores nos nervos e nos músculos. De acordo com o médico Aderson Moreira da Rocha, a dose diária é de 1 a 2 gramas do pó, que pode ser fervido com leite. Também podem ser utilizados 2 a 3 gramas da planta seca ou 4 a 5 gramas da erva fresca na forma de decocção em 200 ml de água (tomar de duas a quatro vezes por dia).

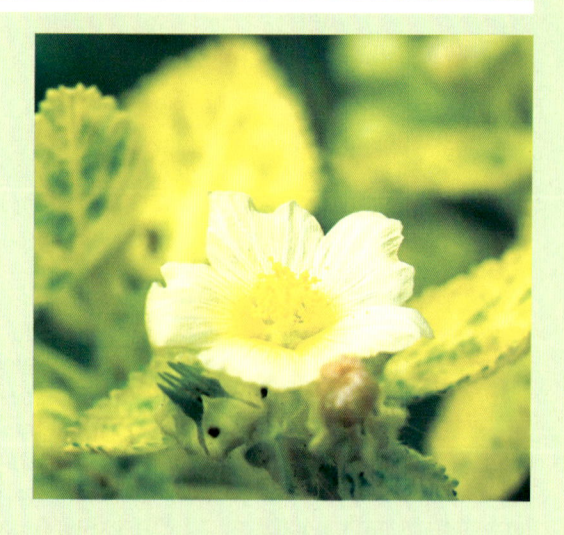

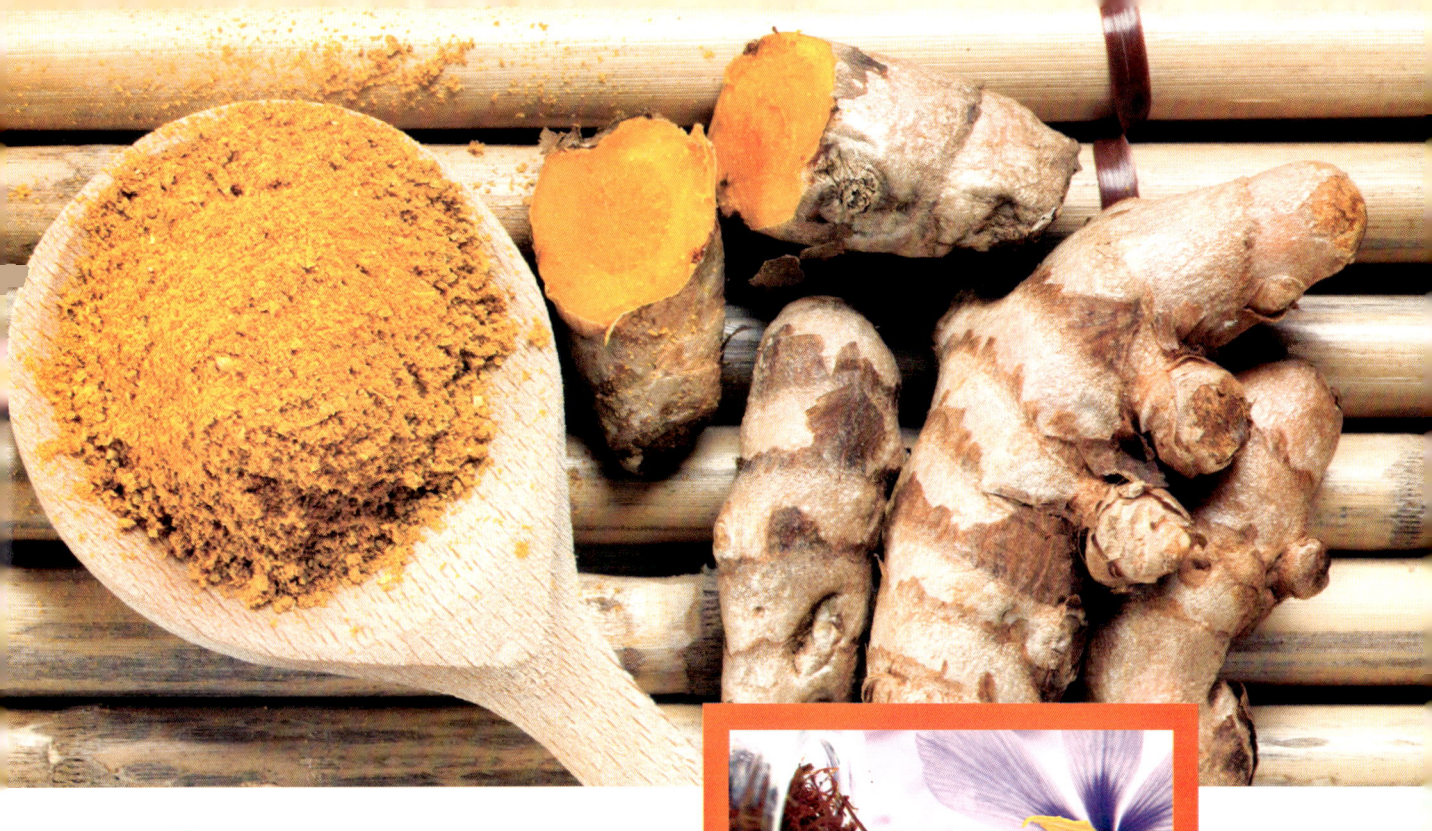

CÚRCUMA

Nome científico: *Curcuma longa*
Qualidade: leve, seca
Sabor: amargo, picante, adstringente
Potência: quente
Pós-digestivo: picante
Dosha: equilibra os três; em excesso, agrava *Pitta* e *Vata*

★ Também conhecida como açafrão-da-terra, a cúrcuma é um desintoxicante natural do organismo, pois acelera o metabolismo, estimula o fígado e tem um efeito poderoso na digestão de proteínas e gorduras, contribuindo inclusive para a perda de peso. Como probiótico, regula a flora e suaviza o revestimento intestinal, prevenindo irritações causadas por estresse, remédios e alimentos de efeito ácido no organismo. No Ayurveda, a cúrcuma equilibra os três *doshas*, regulando principalmente o excesso de *Kapha*. Isso faz com que ela ajude a reduzir problemas respiratórios, como sinusite, bronquite, asma, tosse e faringite. Poderoso antioxidante, ela protege contra os danos dos radicais livres e o câncer, principalmente do cólon e da mama. Esse rizoma de cor alaranjada, muito usado em receitas típicas da Índia, ainda atua como antibiótico, previne o Alzheimer e é excelente para o sistema imunológico. Mas, se consumido em excesso, pode agravar *Pitta*. Segundo o livro *Ayurveda — Saúde e Longevidade na Tradição Milenar da Índia*, o uso tópico é indicado para casos de inflamações, feridas, úlceras e problemas de pele como dermatites, psoríase e eczemas. Quando diluída em água, pode ser usada em banhos para aliviar assaduras de crianças.

NÃO CONFUNDA COM AÇAFRÃO!

Como a cúrcuma também é chamada de açafrão-da-terra, muita gente a confunde com o açafrão. Mas são ingredientes bem diferentes. A cúrcuma é um rizoma, da família do gengibre. Já o açafrão, de tom avermelhado, é o pistilo de uma flor lilás. Para chegar a 1 kg de açafrão, é necessário colher pelo menos 150 mil flores, e seu processo é totalmente manual, o que justifica a fama de ingrediente mais caro da gastronomia (um quilo chega a custar R$ 75 mil!). Em compensação, seus poderosos antioxidantes previnem cânceres e doenças degenerativas, como o Alzheimer. O tempero *curry*, por sua vez, é um *mix* dessas duas especiarias com várias outras (cominho, pimenta, noz-moscada, gengibre, canela, cravo, cardamomo, erva-doce, coentro em grãos etc).

CAPÍTULO 2
TRATAMENTO NATURAL CONTRA DOENÇAS

FITOTERAPIA

NOZ-MOSCADA

Nome científico: *Myristica fragrans*
Qualidade: leve, oleosa, penetrante
Sabor: amargo, picante, adstringente
Potência: aquece
Pós-digestivo: picante
Dosha: aumenta *Pitta* e ameniza os doshas *Vata* e *Kapha*

✱ Usada há séculos como medicamento natural na Índia, a noz-moscada tem potência quente e ajuda a acalmar os *doshas Vata* e *Kapha*. Com sabor amargo e adstringente, esta especiaria é capaz de eliminar as toxinas do organismo, além de melhorar a digestão e reduzir casos de flatulência, cólicas intestinais e diarreia. O condimento, que também é indicado para quem sofre de ansiedade e insônia, chegou à Europa por meio dos comerciantes e foi considerado uma panaceia. Segundo o livro *Especiarias e Ervas Aromáticas: História, Botânica e Culinária*, existe um tratado de 900 páginas sobre a eficácia da noz-moscada, publicado em 1704. O material afirma que a semente serve para tratar 138 doenças. Também tem propriedades afrodisíacas, ajudando homens que sofrem de disfunção erétil e ejaculação precoce. Seu óleo essencial, por sua vez, reduz os sintomas do reumatismo.

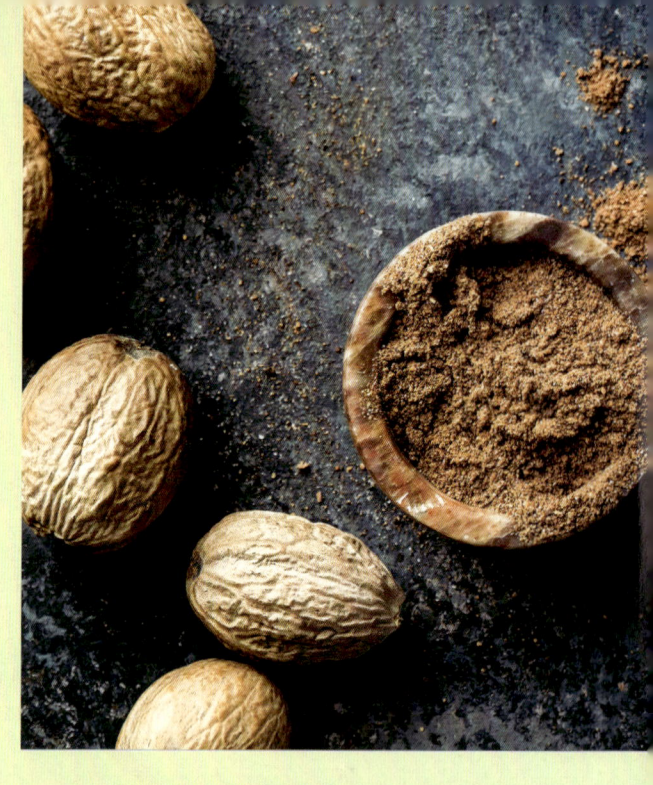

BRAHMI

Nome científico: *Bacopa monnieri*
Qualidade: leve, fluente
Sabor: amargo, doce, adstringente
Potência: refrescante
Pós-digestivo: doce
Dosha: equilibra os três *doshas*; em excesso, pode agravar *Vata*

✱ É usada na medicina natural indiana há mais de 3 mil anos. Segundo um artigo escrito por alunos do California College of Ayurveda, nos Estados Unidos, a erva é uma das melhores para rejuvenescer o *dosha Pitta* e, ao mesmo tempo, reduzir *Kapha*. Se tomada na dose certa, também ajuda o corpo a se recuperar do estresse e da exaustão causada pelo *Vata*. A publicação do instituto californiano ainda sugere que a planta seja usada por pessoas com Parkinson, demência, Alzheimer, epilepsia e síndrome de Asperger. Também é eficaz para quem quer se libertar do vício por drogas e bebidas alcoólicas. Além disso, o *brahmi* ajuda a acalmar a mente, favorece a meditação e, consequentemente, apresenta efeitos positivos em pessoas que sofrem de insônia ou ansiedade. Doses elevadas, no entanto, podem aumentar a pressão arterial. Para uso tópico, o óleo ou pasta da folha fresca alivia dores nas articulações e na cabeça. Pode-se tomar duas xícaras diárias da infusão, 2 gramas do pó ou 2,5 a 5 gotas da tintura duas vezes por dia.

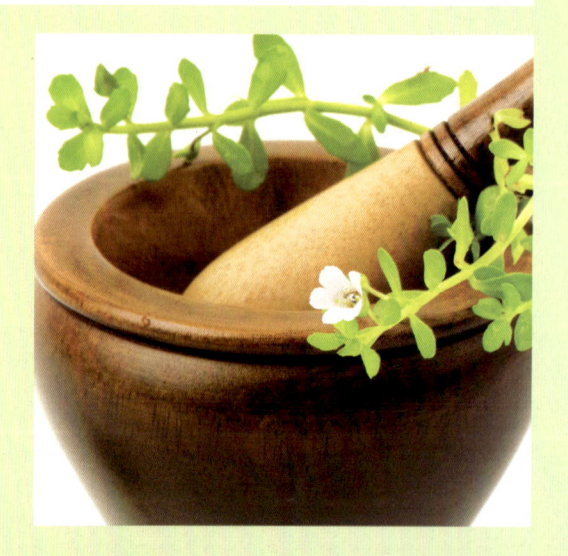

NEEM

Nome científico: *Azadirachta indica*
Qualidade: leve, gordurosa
Sabor: amargo, adstringente
Potência: fria
Pós-digestivo: picante
Dosha: atenua *Kapha* e *Pitta*; em excesso, agrava *Vata*

★ O *neem* (também chamado de *nim* ou *nimba*) é uma das melhores ervas antissépticas e desintoxicantes do Ayurveda, excelente para combater sintomas que causam calor e inflamação, como febre, artrite, dores musculares e malária. Pode ser usado de várias formas e para diferentes fins. Isso porque a planta possui propriedades terapêuticas em suas folhas, frutos, casca e óleo. Com sabor amargo e potência fria, ela é indicada para quem precisa aumentar *Vata* e equilibrar os *doshas Pitta* e *Kapha*. No fígado, o *neem* aumenta o fluxo de bile, protegendo o órgão de danos provocados por toxinas, medicamentos, vírus e quimioterapia. Também regula o metabolismo, ajudando na perda de peso, além de baixar o colesterol, o açúcar no sangue e a pressão arterial. Na mente, alivia sentimentos de estresse, irritação, raiva, ansiedade e depressão. O fruto, quando consumido, funciona como laxante e vermífugo. Já o óleo é eficaz para o tratamento de micoses. Mas atenção: testes realizados em animais apontaram que a erva reduz a fertilidade e pode até ter efeito abortivo. Na Índia, a decocção das sementes é, inclusive, usada em partos retardados e dolorosos, uma vez que estimula as contrações uterinas. Por isso, recomenda-se que o ingrediente seja evitado por grávidas.

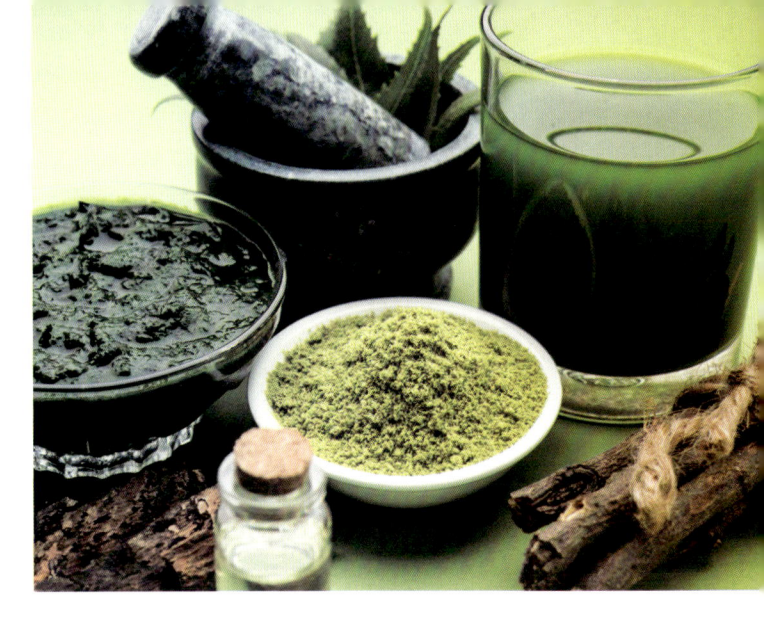

CAPIM-LIMÃO

Nome científico: *Cymbopogon citratus*
Qualidade: seca, leve, penetrante
Sabor: amargo, picante, ácido
Potência: refrescante
Pós-digestivo: picante
Dosha: aumenta *Vata* e equilibra os três *doshas*

★ De sabor amargo e picante, o capim-limão (também conhecido como erva-cidreira) ajuda em casos de febre, má digestão, flatulência, gripe e TPM (Tensão Pré-Menstrual). Segundo a sabedoria ayurvédica, a potência quente da erva também é eficaz para quem sofre de insônia ou ansiedade. O óleo essencial funciona como um estimulante da circulação e ameniza as dores causadas pelo reumatismo. Algumas pesquisas também indicam que o óleo extraído da planta atua no combate a células cancerígenas. Também funciona como um remédio natural para o sistema respiratório e pode ser bastante benéfico para casos de bronquite. É importante frisar, porém, que o capim-limão não é indicado a gestantes e pode diminuir a libido.

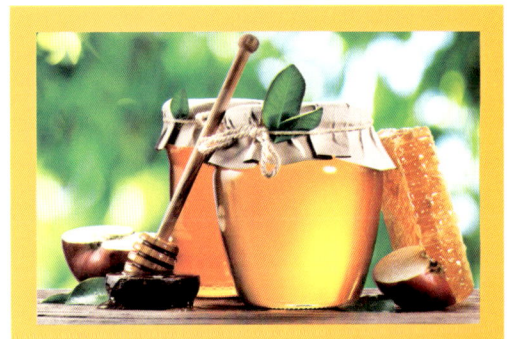

MEL COM ERVAS: O CASAMENTO IDEAL

Aliado à potência quente, o sabor doce e adstringente do mel reforça as propriedades das plantas usadas no Ayurveda, atuando como um remédio natural para o desequilíbrio de *Kapha*. Apesar de ser doce, o produto das abelhas contribui para a redução de peso — basta ingerir 15 a 30 ml com água morna diariamente. Além disso, é eficaz no tratamento de dores de garganta, rouquidão, resfriados e bronquite. Para estimular o apetite, misture-o com suco de limão e gengibre. De quebra, o ingrediente evita problemas cardíacos, revitaliza artérias e faz bem para o sistema nervoso de idosos.

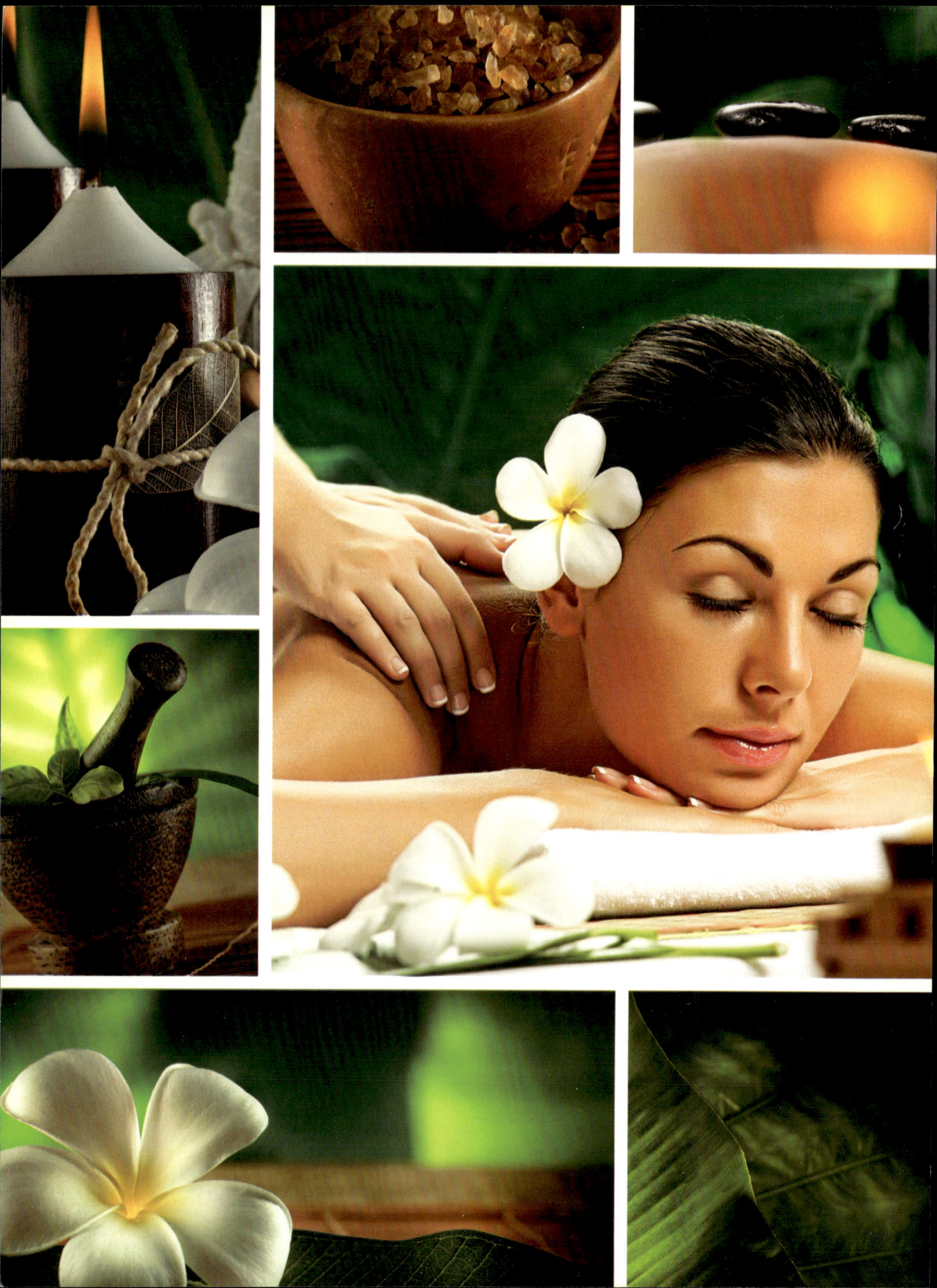

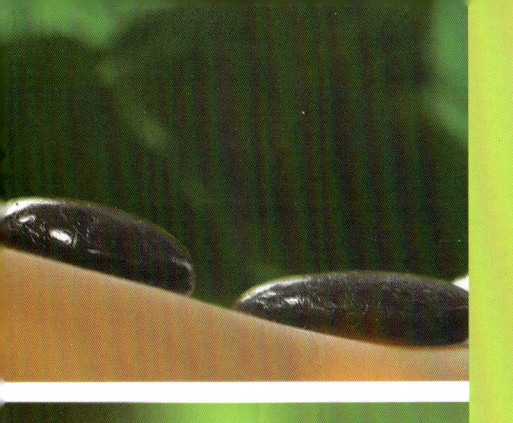

CAPÍTULO 3

O BEABÁ DAS *terapias*

Massagens, meditação, ioga, oleações e o curioso processo de desintoxicação. Conheça os principais métodos aplicados nas clínicas de Ayurveda para equilibrar corpo, mente, espírito e, claro, os *doshas*

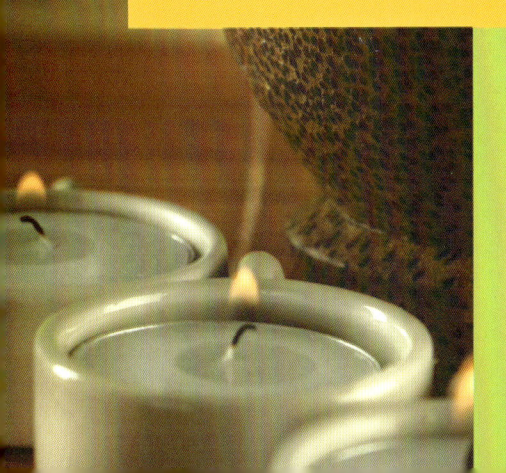

CAPÍTULO 3
TERAPIAS AYURVÉDICAS

Abhyanga: a tradicionalíssima massagem com óleos

Em sânscrito, *Abhyanga* significa "untar" ou "friccionar com óleo". Na prática, é a terapia alternativa mais conhecida do Oriente, popularmente chamada de "massagem ayurvédica". No Brasil, ganhou muitos adeptos durante a exibição da novela *Caminho das Índias*, em 2009. Na trama global, o personagem Guto, interpretado pelo ator Marcelo Brou, aplicava a técnica em um spa. Entre seus benefícios, destacam-se o aumento da vitalidade, melhoras na circulação, desintoxicação e o rejuvenescimento dos tecidos, além da sensação de bem-estar e relaxamento proporcionada pela técnica.

As ervas, os óleos e os movimentos da massagem variam conforme o tratamento e as necessidades de cada paciente

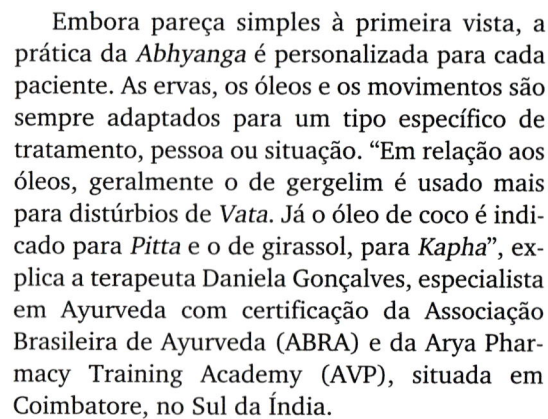

Embora pareça simples à primeira vista, a prática da *Abhyanga* é personalizada para cada paciente. As ervas, os óleos e os movimentos são sempre adaptados para um tipo específico de tratamento, pessoa ou situação. "Em relação aos óleos, geralmente o de gergelim é usado mais para distúrbios de *Vata*. Já o óleo de coco é indicado para *Pitta* e o de girassol, para *Kapha*", explica a terapeuta Daniela Gonçalves, especialista em Ayurveda com certificação da Associação Brasileira de Ayurveda (ABRA) e da Arya Pharmacy Training Academy (AVP), situada em Coimbatore, no Sul da Índia.

O sentido e a pressão dos movimentos realizados pelo terapeuta durante a massagem também variam conforme as necessidades de cada paciente. Independentemente dos problemas, porém, o calor gerado pela fricção da terapia consegue desobstruir os canais e liberar o fluxo energético, aliviando dores e tensões.

A *Abhyanga* atua de modo profundo e abrangente na circulação em geral. Ela reduz a pressão arterial e aumenta a oxigenação dos tecidos. E mais: a circulação linfática melhora até seis vezes após a massagem. De acordo com Daniela, para equilibrar os *doshas*, o indivíduo deve receber a massagem uma vez por semana durante dois meses — ou até entrar no eixo novamente.

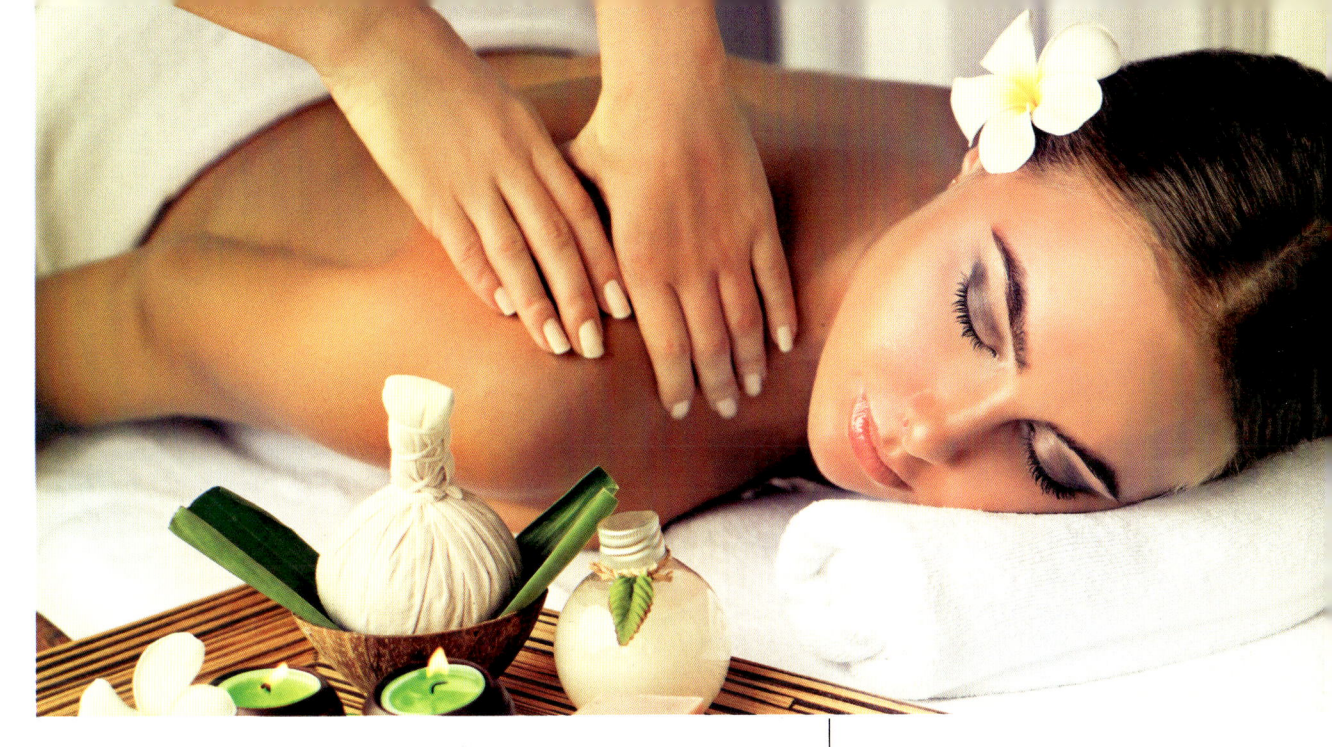

Além de reduzir a pressão arterial e aumentar a oxigenação dos tecidos, a terapia melhora a circulação linfática em até seis vezes

AUTOMASSAGEM

Ainda que a *Abhyanga* seja melhor executada por profissionais, é possível fazê-la sozinho em casa. Quem ensina a automassagem com óleo morno é Aline Reipert, terapeuta filiada à Associação Brasileira de Ayurveda (ABRA). Segundo a especialista, primeiro você deve aquecer o óleo em banho-maria e reservá-lo em um recipiente com conta-gotas. Caso não saiba quais *doshas* estão em desequilíbrio, use o óleo de gergelim, que é mais neutro. "Antes do banho, passe o óleo morno na palma das mãos, na sola dos pés e nas articulações (tornozelos, joelhos, quadril, ombros, pescoço, cotovelos e punhos). Faça movimentos circulares e deixe agir por uns 10 minutos. Depois, entre no chuveiro", explica Aline. Por fim, antes de dormir, pingue uma gota de óleo morno no topo da cabeça e faça movimentos suaves com os dedos por alguns segundos. Em seguida, coloque um pouco do líquido nas mãos e esfregue na sola dos pés. "Deite e faça algumas respirações abdominais. Observe o movimento do seu abdômen. A cada saída de ar, o seu corpo relaxa um pouco mais", conclui a especialista, lembrando que a massagem realizada regularmente tem mais efeito do que se for feita apenas esporadicamente.

Ao aplicar a *Abhyanga* em casa diariamente, o paciente prolonga e potencializa os benefícios da técnica. Além de prevenir doenças de pele, a prática melhora a paciência, a autoconfiança, o ânimo, o vigor, a inteligência, vitalidade sexual e até a beleza física.

TRATAMENTO TROPICALIZADO

A *Abhyanga* praticada no Brasil é um pouco diferente da indiana. Isso porque a massagem ayurvédica foi adaptada para o gosto dos brasileiros. Na Índia, a terapia é usada para olear a pessoa que está com algum desequilíbrio dóshico e tratar doenças. Não é uma massagem relaxante. Além disso, os óleos não são aromáticos e o paciente tem de executar sete posições diferentes. "A prática indiana afirma que o paciente deve receber *Abhyanga* por sete, 14 ou até 21 dias consecutivos", conta Daniela Gonçalves. "Outro ponto importante é que uma pessoa com *ama* (toxinas) não deve receber a massagem, pois irá espalhar essas toxinas pelo corpo. O certo seria fazer uma purificação primeiro com o *Panchakarma* (*confira as cinco etapas deste método de desintoxicação na página 58*) e depois receber os devidos procedimentos", completa. Vale lembrar que essa prática ayurvédica faz parte da cultura indiana. Aliás, suas técnicas são realizadas desde o nascimento. O bebê recebe massagens com óleos a partir do primeiro mês de vida — terapia chamada de *Shantala* (*veja mais na página 86*).

CAPÍTULO 3
TERAPIAS AYURVÉDICAS

Um ioga para cada biótipo

A iogaterapia é a aplicação de técnicas do ioga para a prevenção ou o alívio de doenças do corpo e da mente. "É indicada para qualquer condição relacionada com estresse, além de pessoas com hipertensão, diabetes, ansiedade e depressão", diz Joseph Le Page, fundador da escola Yoga Integrativa.

Dentro dos conceitos do Ayurveda, as posturas e respirações do ioga são recomendadas de acordo com o biótipo do paciente. "Elaboramos um plano adequado para cada distúrbio. Usamos diversos tipos de *asanas* (posturas), *pranayamas* (exercícios respiratórios) e *yoganidra* (exercícios de relaxamento), além de automassagens e entoação de mantras", conta Ana Maria Gonzalez, instrutora de iogaterapia na Prema Yoga. Segundo a Associação Brasileira de Ayurveda (ABRA), a prática iogue que está mais relacionada aos *doshas* é a *Pavana Muktasana*. Trata-se de uma técnica formada por quatro séries de exercícios. A primeira parte trabalha com movimentos para as articulações do corpo. A segunda é focada na musculatura abdominal. A terceira traz contrações energéticas. E a última consiste em exercícios para os olhos.

Vale ressaltar que pessoas com predomínio de *Vata* e *Kapha* devem fazer a série indicada de forma dinâmica, com as respectivas respirações. Já os pacientes com *Pitta* elevado devem seguir a prática de forma mais lenta, com a respiração livre, suave e profunda.

A iogaterapia pode e deve ser praticada em casa. Na verdade, ela se torna mais eficiente se o paciente incorporá-la em seu cotidiano. Dedicar-se por 15 minutos diariamente é melhor do que uma hora duas vezes por semana. Só que é necessário primeiro aprender a técnica com um profissional graduado. Após receber o treinamento, você estará apto a levar o ioga para a sua sala.

A POSTURA IDEAL

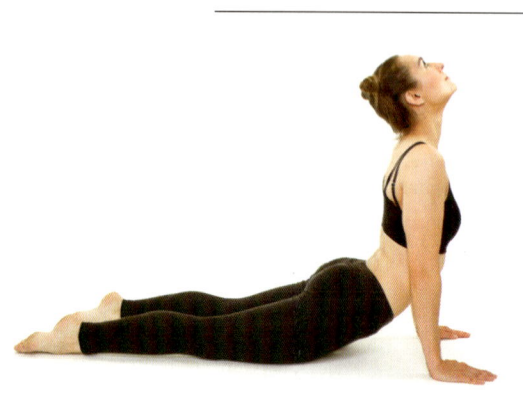

PARA *KAPHA*
Cobra (*Bhujangasana*)
Comece deitado de bruços, com os pés levemente separados. Posicione as palmas das mãos ao lado dos ombros e estique o tronco. Endireite os braços, mantendo seus quadris, pernas e pés no tapete. Olhe levemente para cima.

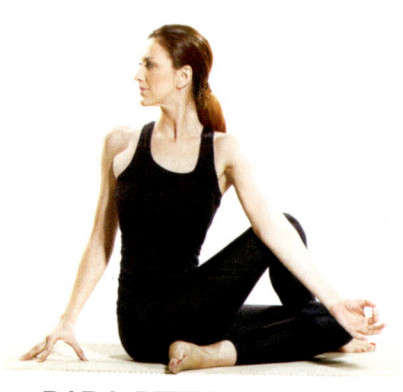

PARA *PITTA*
Torção da coluna sentada (*Ardha Matsyendrasana*)
Sentado no chão, flexione o joelho e posicione o pé direito do lado de fora da coxa esquerda. Gire o tronco e leve sua mão direita para trás. Inspire alongando a coluna. Leve seu braço esquerdo para fora, pressionando a coxa direita.

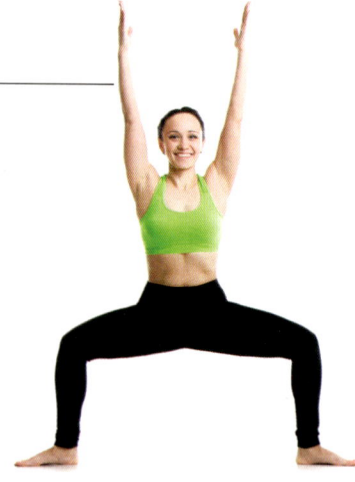

PARA *VATA*
Deusa (*Utkata Konasana*)
De pé, dê um passo para a direita e vire os dedos dos dois pés para fora. Abaixe os quadris e flexione os joelhos. Enquadre o rosto com os braços, mantendo os ombros relaxados e distantes das orelhas. Em seguida, respire profundamente.

Meditação para alinhar a mente com o corpo

Para que uma pessoa possa manter os *doshas* equilibrados, é necessário alinhar corpo e mente. Enquanto a primeira parte é reestruturada por meio de diferentes terapias, a segunda ocorre com a ajuda da meditação. A prática trabalha a consciência interior e tem o intuito de afastar a negatividade, além de trazer benefícios para a saúde física. De acordo com Deepak Chopra, médico indiano radicado nos Estados Unidos e um dos principais propagadores da medicina ayurvédica no Ocidente, "a mente exerce influência profunda no corpo, e para ficarmos livres da doença, precisamos entrar em contato com nossa consciência, equilibrá-la e estender esse equilíbrio para o organismo".

Por isso, quem pratica regularmente a meditação apresenta maior estabilidade emocional, memória, criatividade, espontaneidade e melhor qualidade de sono, ao mesmo tempo em que reduz a ansiedade, o estresse e a depressão. De quebra, verifica-se melhoras significativas em quadros de hipertensão, asma, reações alérgicas e dores crônicas.

O MÉTODO DEEPAK CHOPRA

A técnica mais comum dentro do Ayurveda é a ensinado por Chopra. O método aplicado por ele é conhecido como Meditação Atenciosa. Ela funciona da seguinte forma: antes de começar, encontre um local silencioso. Depois, sente-se de maneira confortável e feche os olhos. Concentre-se na respiração — inspire e expire normalmente, sem tentar controlar ou alterar o processo. Pratique a técnica durante 15 minutos. Ao final, mantenha os olhos fechados e permaneça relaxado por mais dois ou três minutos. Saia do estado de meditação gradualmente, abra os olhos e volte para a sua rotina.

De acordo com Chopra, durante a técnica, o paciente vai passar por uma de três experiências. São elas: sentir-se entediado ou inquieto e com a mente cheia de pensamentos, o que significa que emoções profundas estão sendo liberadas; cair no sono, sinal de que está precisando de descanso; ou entrar no intervalo dos pensamentos, meditando de forma profunda, além do som e da respiração. Todas as formas estão corretas, e depende unicamente do praticante vivenciar um ou outro tipo de experiência.

O especialista recomenda que essa meditação seja realizada duas vezes ao dia, uma de manhã e outra no final da tarde. Se estiver irritado ou agitado, por exemplo, você pode praticá-la por alguns minutos no meio do dia para recuperar o equilíbrio.

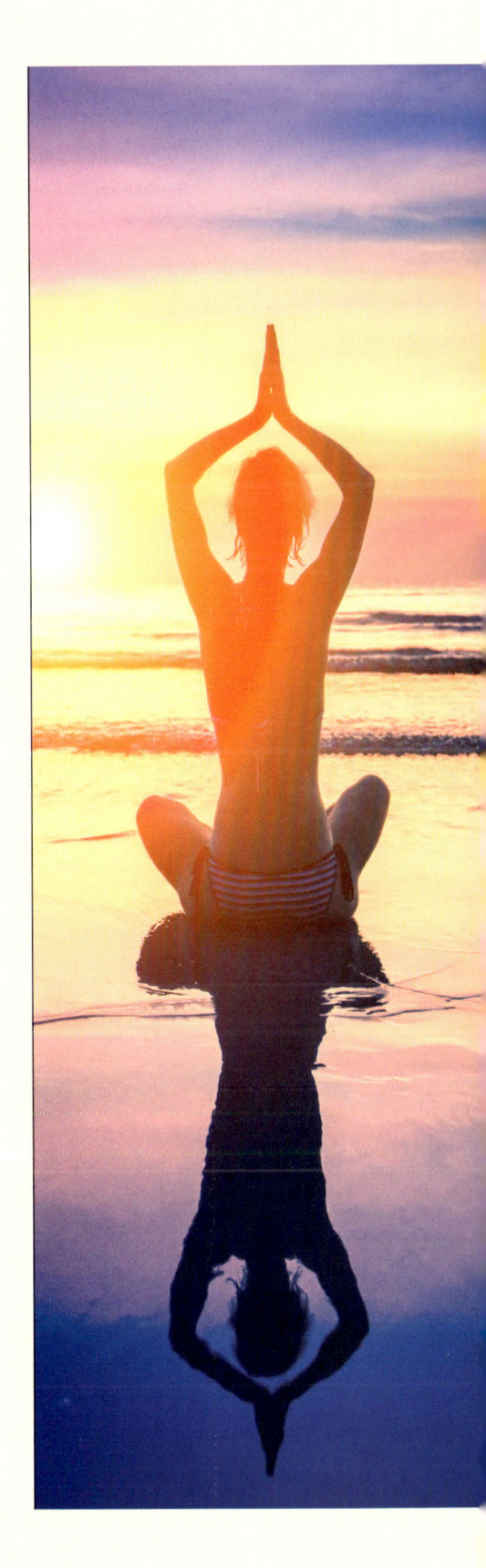

CAPÍTULO 3
TERAPIAS AYURVÉDICAS

SHILA ABHYANGA: PEDRAS QUENTES PARA UMA MASSAGEM PROFUNDA

Essa prática mistura óleos e essências ayurvédicas com pedras aquecidas provenientes de regiões específicas, como vulcões e riachos. A ideia é proporcionar uma massagem profunda, que libere as energias bloqueadas, especialmente em áreas que tendem a acumular tensão muscular e estagnação do sangue, como costas, pescoço e ombros. Na *Shila Abhyanga*, as pedras atuam de forma a fazer com que o óleo penetre mais profundamente, abrindo os poros, relaxando os tecidos e tornando-os mais receptivos. E mais: o calor é rejuvenescedor e desintoxicante. A massagem ainda provoca um efeito sedativo no sistema nervoso, o que favorece a cura de diversos problemas de saúde e facilita a limpeza de todo o organismo, especialmente do sistema linfático. A terapia é principalmente indicada nos casos de cansaço e tensão crônicos, bem como estresse, insônia, enxaqueca, depressão, cólica menstrual e dores musculares.

MAIS LIBIDO COM A VAJIKARANA

Diferentemente dos outros tratamentos ayurvédicos, a *Vajikarana* não utiliza a massoterapia. O tratamento consiste no consumo de alimentos e ervas com um objetivo bastante específico: melhorar e estimular a vitalidade sexual. Primeiro é feita uma limpeza baseada no *dosha* dominante do paciente e depois é preparado um combinado específico para o biótipo e seus problemas. Entre os ingredientes mais recomendados estão aspargo, cardamomo, cravo-da-índia, alho e hibisco. Vale lembrar que a terapia só é indicada para quem possui autocontrole dos seus sentimentos e desejos. Pessoas desequilibradas podem ter reações contrárias à proposta da *Vajikarana*.

NEERABHYANGA, UMA MILENAR TÉCNICA DE DRENAGEM LINFÁTICA

A linfa é um fluido leitoso encontrado no sistema linfático. Pescoço, axilas, virilha, abdômen, pélvis e pernas são as partes do corpo com maior concentração do líquido. Quando há um grande acúmulo, a pessoa pode ter problemas de circulação, sendo necessário eliminar o excesso. É aí que entra a *Neerabhyanga*, também conhecida como drenagem linfática ayurvédica. Trata-se de uma massagem delicada, que estimula o sistema linfático e elimina o excesso de fluido tóxico que existe no organismo — com exceção do sistema nervoso. As técnicas utilizadas incluem pressão leve, morosa, e um bombear que encaminha a linfa para os gânglios mais próximos.

Esse método é especialmente útil após uma operação ou doença prolongada, pois ajuda na recuperação e elimina os resíduos dos medicamentos. Por mais que na primeira sessão já se possa observar melhorias no que diz respeito à saúde dos tecidos e à retenção de líquidos (na circulação e no funcionamento do aparelho digestivo), recomenda-se o mínimo de dez sessões para um resultado efetivo.

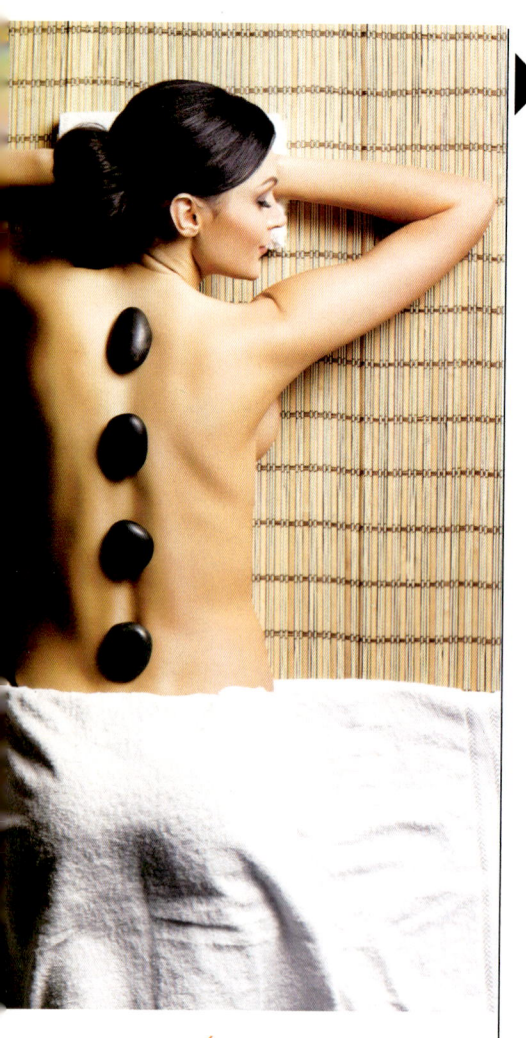

TAMBÉM VALE SE EXERCITAR

Muitos tratamentos ayurvédicos têm um caráter preventivo, como a prescrição de alimentos e exercícios físicos que estejam de acordo com os *doshas*. As pessoas que têm predomínio de *Vata*, por exemplo, são agitadas. Por isso, devem praticar atividades que acalmem, como ioga, dança, alongamento e caminhada. Já quem tem prevalência de *Pitta* possui fogo em excesso, devendo dar preferência a esportes como *jogging* e natação. E para *Kapha*, gente calma por natureza, o ideal são exercícios aeróbicos, como corrida, musculação e artes marciais.

SWEDANA: SAUNA
À MODA INDIANA

No Ocidente, o suor é considerado uma ferramenta reguladora do corpo, cuja função é eliminar os resíduos tóxicos que prejudicam o funcionamento do organismo. Para ajudar a extrair esses fluidos, existe a sauna ayurvédica, chamada de *Swedana*. Na prática, a sudação pode ser realizada de duas formas: com a aplicação de vapor no corpo do paciente ou ao entrar em uma espécie de câmara. Em ambas são usados óleos ou ervas aromáticas. E sempre do pescoço para baixo. A tradição indiana diz que a cabeça não pode receber a mesma quantidade de calor que o resto do corpo. Em geral, esse tratamento não é realizado isoladamente. Ele ocorre após algum procedimento ayurvédico, como a massagem *Abhyanga* ou a *Garshana* (*veja o próximo item*). O tempo de terapia depende do grau de desequilíbrio nos *doshas* do paciente.

GARSHANA: FINO TRATO
COM LUVAS DE SEDA

Nesta modalidade ayurvédica, o terapeuta utiliza luvas de seda para esfregar um esfoliante e realizar a massagem no corpo do paciente. Normalmente, a mistura é composta de sal grosso, cânfora, óleo vegetal e ervas medicinais frescas, como alecrim, manjericão e hortelã. O *mix* estimula o tecido subcutâneo e a circulação, além de promover uma limpeza energética. A terapia é mais indicada para pessoas com predomínio de *Kapha* – embora também possa ser usada para equilibrar os demais. A *Garshana* é eficiente em tratamentos contra celulite, obesidade e flacidez. Após a massagem, é importante que o paciente passe pelo procedimento *Swedana* (sauna).

UDWARTHANA: ESFOLIAÇÃO
À BASE DE ERVAS MEDICINAIS

A massagem com ervas é feita de forma vigorosa e tem ação esfoliante. Através de movimentos circulares, com bastante pressão, a *Udwarthana* aquece e estimula o corpo. O tratamento remove células mortas e promove a desintoxicação, além de fortalecer e revitalizar o organismo.

De acordo com a tradição ayurvédica, o pó de ervas aplicado durante o procedimento estimula o tecido adiposo a movimentar a energia acumulada e estagnada. Entre as plantas e especiarias utilizadas estão o manjericão, o gengibre e a cúrcuma — todos com propriedades adstringentes.

A *Udwarthana* é recomendada principalmente para pessoas com prevalência de *Kapha* ou que apresentam este *dosha* em desequilíbrio. A técnica é aconselhada para este biótipo porque quem tem predominância dele geralmente possui tendência a ganhar peso com facilidade.

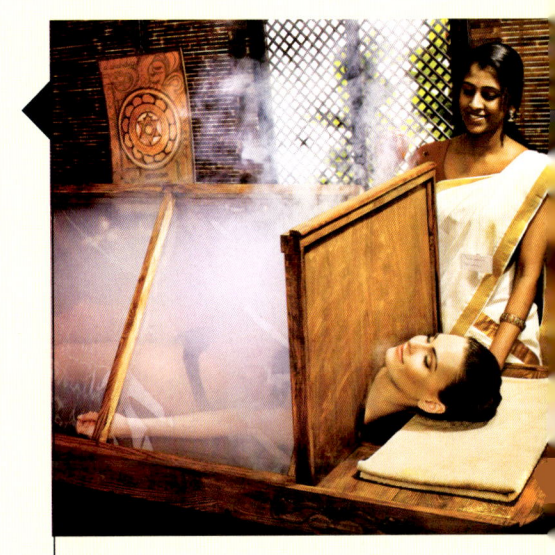

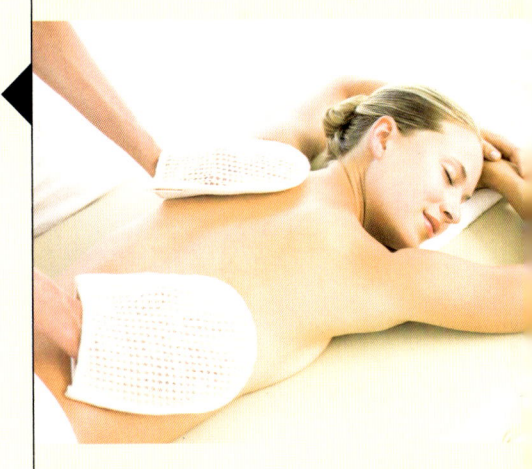

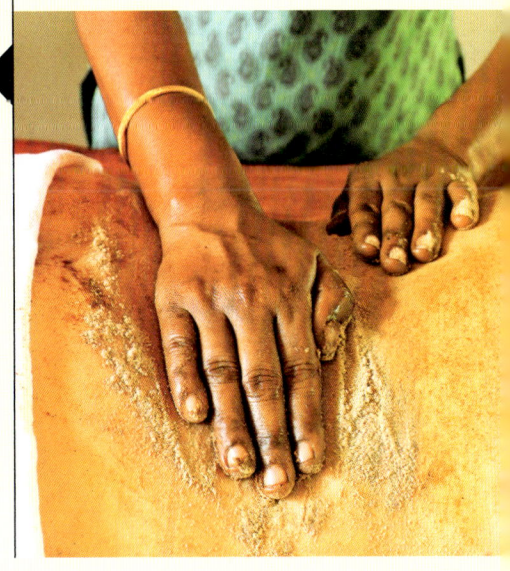

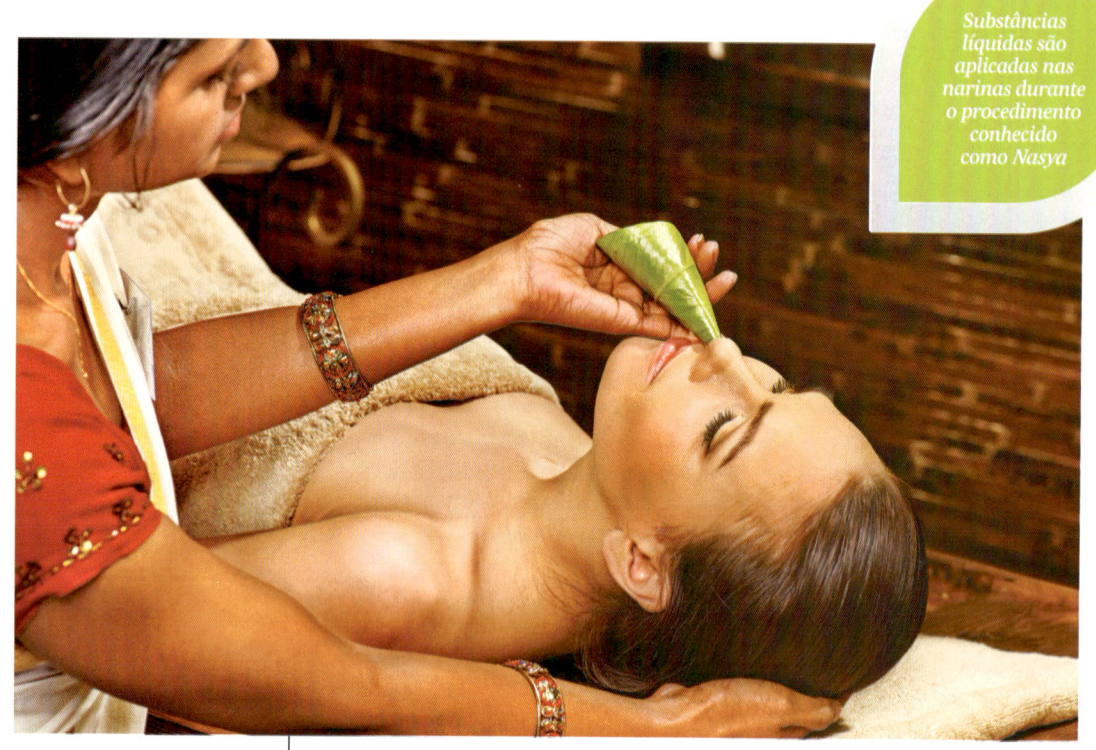

CAPÍTULO 3
TERAPIAS AYURVÉDICAS

Substâncias líquidas são aplicadas nas narinas durante o procedimento conhecido como Nasya

OS PASSOS DA PURIFICAÇÃO

VAMANA
O paciente é induzido ao vômito por meio da ingestão de ervas medicinais.

VIRECHANA
Mais ervas são administradas para gerar um efeito purgante no organismo do paciente.

BASTI
Óleo vegetal é introduzido no intestino grosso, através do ânus.

NASYA
Substâncias líquidas são aplicadas nas narinas e o paciente aspira uma fumaça de ervas.

RAKTA MOKSHANA
É feita uma sangria por meio da aplicação de sanguessugas.

PANCHAKARMA: DETOX EM 5 ETAPAS

De acordo com a sabedoria ayurvédica, hábitos alimentares ruins e o cultivo de sentimentos negativos tendem a acumular *ama* (toxinas geradas pela comida não digerida, que permanece no organismo e é a raiz de muitas doenças) no sistema digestivo. Esses "venenos" formam camadas nas paredes dos órgãos e prejudicam a capacidade de absorção dos nutrientes. Para eliminá-los, purificando o corpo do paciente e equilibrando os *doshas*, é necessário passar por um processo de desintoxicação conhecido como *Panchakarma*, que é composto por cinco etapas.

Cada um desses procedimentos, chamados de *Pradanakarma*, tem o objetivo de mandar embora uma determinada toxina. *Vamana*, por exemplo, é responsável por purificar o estômago. *Virechana* retira o que está no fígado e no intestino delgado. *Basti* é focada no intestino grosso. *Nasya* é a terapia nasal. E a *Rakta Mokshana* limpa o sangue.

Vale avisar que essa terapia não é lá muito agradável, já que inclui a ingestão de laxantes, inalação de fumaça, indução ao vômito e outras técnicas um tanto quanto agressivas. Mas os resultados compensam o esforço, sendo especialmente eficaz em casos de obesidade, diabetes, dores articulares, hipertensão e distúrbios metabólicos. Não à toa, essa desintoxicação já foi praticada até por celebridades como a *popstar* Madonna, Jade Jagger e o príncipe britânico Andrew.

SHIRODHARA: ÓLEOS QUE RELAXAM

Em sânscrito, "shiro" significa cabeça e "dhara", fluxo. A terapia consiste em um fluxo de óleo morno derramado na testa. O movimento produz ondas circulares que acalmam o cérebro e colocam o paciente em um estado de relaxamento profundo. A principal ênfase desse tratamento está na nutrição dos canais pelo *prana* (energia cósmica que se manifesta em todas as coisas que vivem no mundo).

A terapia dura cerca de 40 minutos e deve ser realizada depois da massagem ayurvédica. Os efeitos podem ser percebidos logo após as primeiras sessões, com a redução das sensações de ansiedade e agitação, além de um aumento na capacidade de concentração. Vale destacar também que a *Shirodhara* é mais indicada para desequilíbrios de *Vata* e *Pitta*.

RASAYANA PARA REJUVENESCER

Após o *Panchakarma* eliminar as toxinas, o paciente deve repor as energias para manter o equilíbrio. E o *Rasayana* é responsável por isso. A prática substitui as células mortas do corpo fazendo com que o praticante rejuvenesça — e o que é melhor: sem precisar apelar para a cirurgia plástica.

De acordo com a Associação Brasileira de Ayurveda (ABRA), essa terapia deve ser personalizada. O tratamento é moldado com base em uma rotina diária saudável, que inclui dieta equilibrada de acordo com a constituição dos *doshas* do paciente, plantas medicinais, massoterapia com óleos vegetais prensados a frio e práticas de ioga e meditação.

O mais diferente dessa terapia é o *Chyawanprash*, uma espécie de *whey protein* ayurvédico. O suplemento alimentar é composto por 48 tipos de ervas e tem a textura de uma geleia. O paciente deve misturar uma colher de sopa do complemento em um copo de leite e tomar o *mix* todas as manhãs. É ótimo para quem tem problemas respiratórios.

NETRA BASTI, A TERAPIA DOS OLHOS

Também chamado na Índia de *Tarpana*, o tratamento *Netra Basti* limpa e lubrifica as vias oculares. Por isso, é ideal para quem tem olhos irritados ou secos. Também pode ser utilizado para evitar a formação precoce de catarata, prevenir o glaucoma e tratar a conjuntivite crônica.

Na prática, é feita uma barreira de farinha de cereais ao redor dos olhos. Depois, o centro é preenchido com uma mistura de óleo ou *ghee* (manteiga clarificada) e ervas específicas para o problema. A sessão dura, pelo menos, 10 minutos e é aconselhável que a pessoa fique de olhos abertos.

De acordo com a Clínica de Ayurveda, no Rio de Janeiro (RJ), são recomendadas pelo menos sete sessões, sendo que o paciente pode optar por dias consecutivos ou alternados.

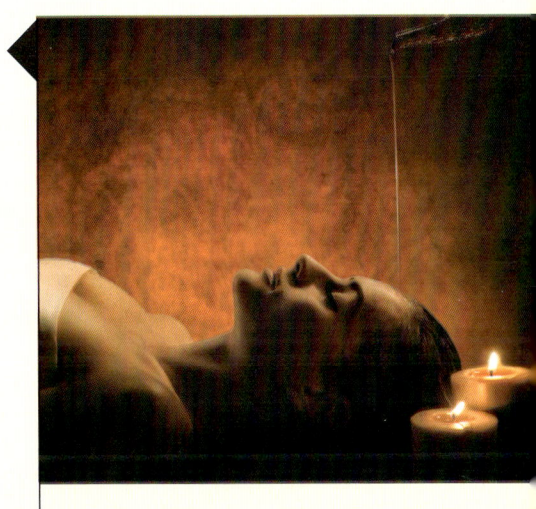

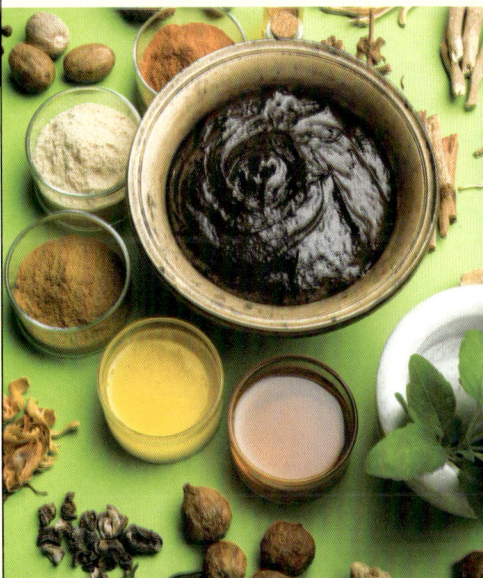

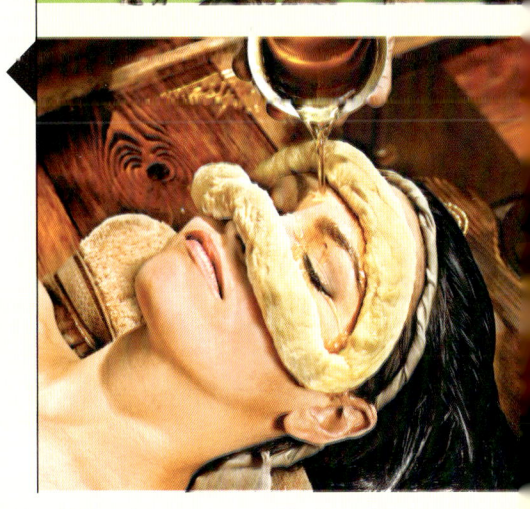

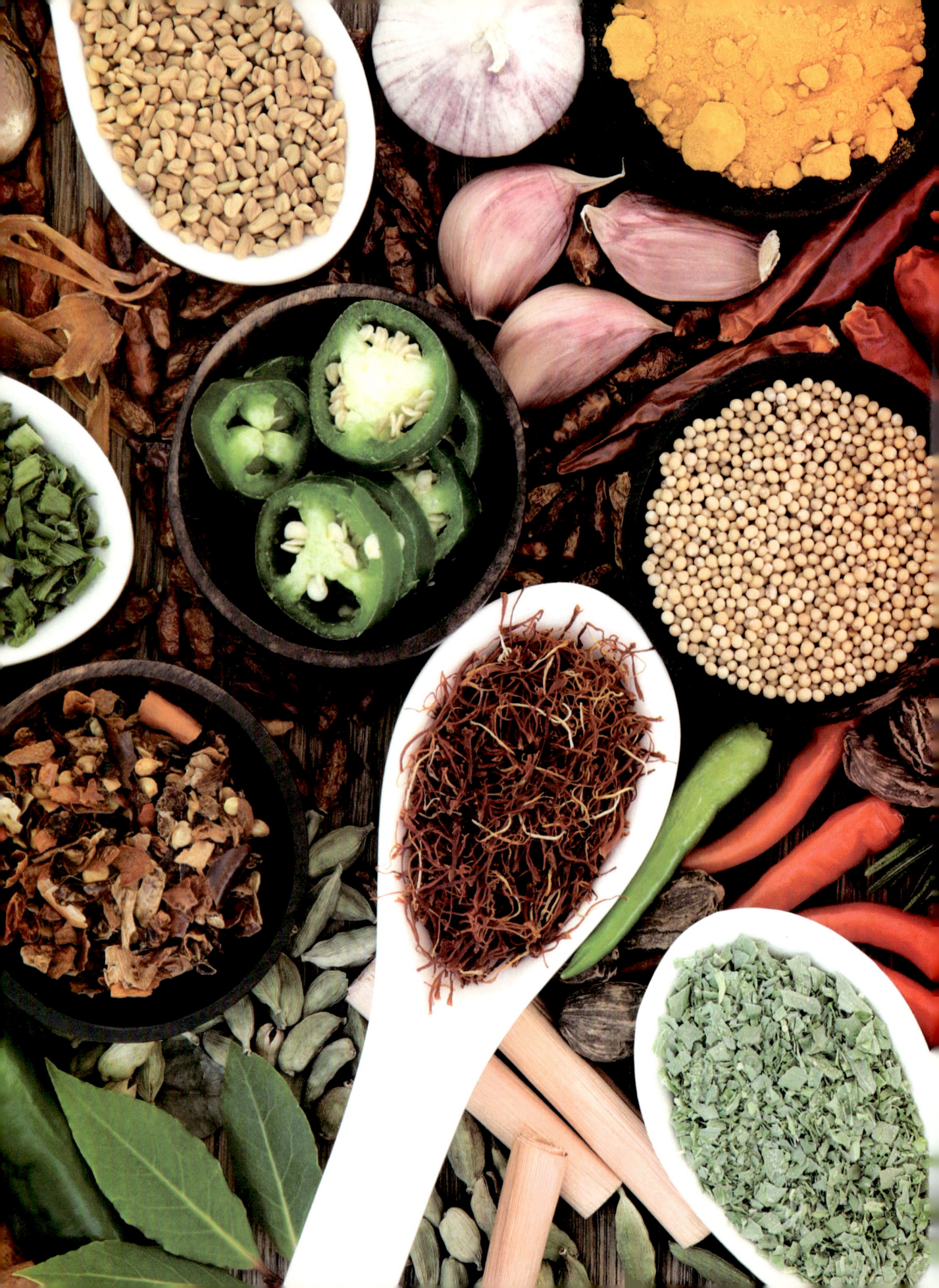

CAPÍTULO 4

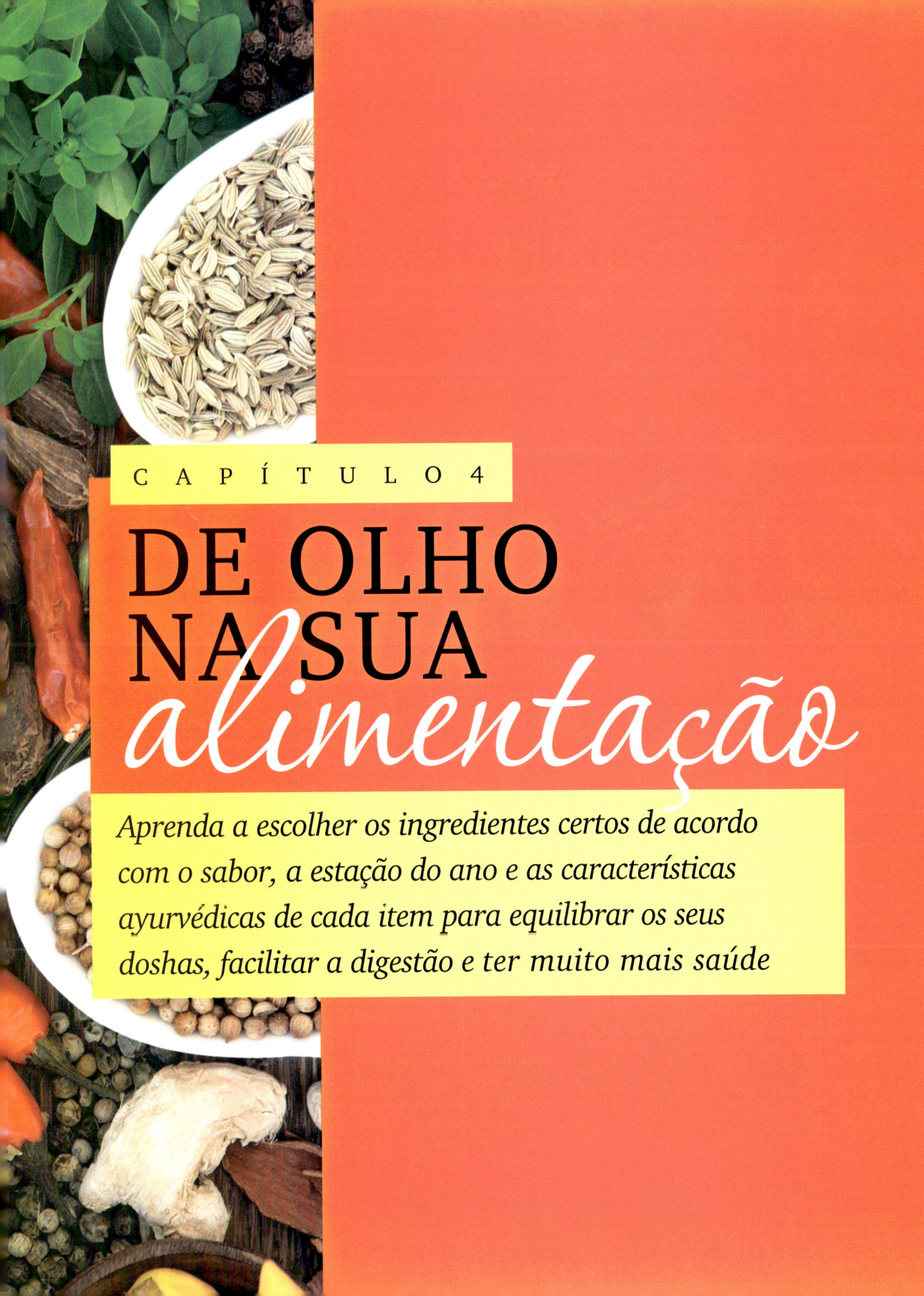

DE OLHO NA SUA
alimentação

Aprenda a escolher os ingredientes certos de acordo com o sabor, a estação do ano e as características ayurvédicas de cada item para equilibrar os seus doshas, facilitar a digestão e ter muito mais saúde

CAPÍTULO 4
ALIMENTAÇÃO

Alguns condimentos ajudam a melhorar o fogo digestivo, evitando o acúmulo de toxinas (ama) no organismo

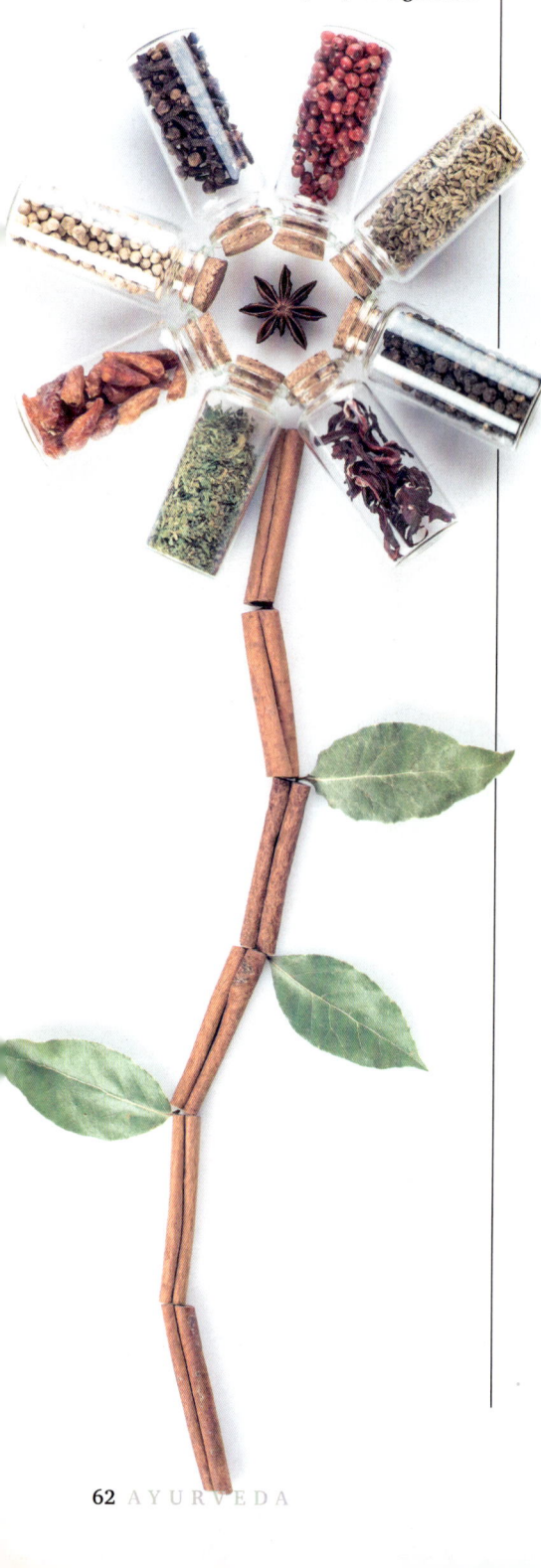

Você é aquilo que digere

A alimentação é um ponto importante do Ayurveda. Mas nenhum terapeuta falará de ingredientes e receitas sem antes abordar a questão do *agni*, ou "fogo digestivo", responsável pelas enzimas e pelo metabolismo. De acordo com o reumatologista Aderson Moreira da Rocha, presidente da Associação Brasileira de Ayurveda (ABRA), sem uma digestão competente, a comida não é absorvida com o objetivo de nutrir os tecidos e órgãos, levando ao acúmulo de toxinas (*ama*) no organismo e o consequente adoecimento. Não à toa, na Índia, os médicos ayurvédicos constantemente afirmam que a digestão é mais importante do que a alimentação. "Isso significa que não adianta buscarmos alimentos saudáveis se o nosso processo digestivo, ou *agni*, está prejudicado. Primeiro temos que melhorar a nossa digestão para depois escolher os ingredientes mais equilibrados conforme a nossa condição psicofísica", explica Rocha.

Segundo a filosofia médica indiana, há sintomas que indicam o aumento de toxinas, tais como sensação de peso, fadiga, preguiça, má digestão, falta de apetite, flatulência, constipação e uma língua com cobertura espessa, pegajosa e gordurosa. Para corrigir esse distúrbio e evitar o acúmulo de *ama*, deve-se adotar hábitos que promovam o fogo digestivo (*veja os principais no quadro à direita*) e optar por uma alimentação adequada ao seu *dosha* predominante.

A culinarista ayurvédica Glendha Kreutzer reitera que o processo de conscientização e reeducação de novos hábitos é parte dos procedimentos terapêuticos e muitas vezes vem acompanhado de orientações alimentares na prática, dentro da cozinha. "Consideramos a capacidade digestória como fator imprescindível no processo de desintoxicação do corpo e da mente. Portanto, alimentos mais compatíveis com nosso metabolismo, período do ano, temperatura, local onde vivemos, entre outros fatores, serão mais facilmente processados e eliminados."

UMA DIETA PARA CADA *DOSHA*

Após melhorar o *agni*, é hora de optar por uma dieta equilibrada. De acordo com Rocha, a alimentação deve ser variada, natural, cozida, oleosa (evitar refeições secas, sem umidade) e apresentar os seis *rasa* (sabores): adocicado, amargo, salgado, picante, adstringente e ácido.

Na filosofia ayurvédica, os sabores exercem um papel importante para a regulação dos *doshas*. Comidas doces, ácidas ou salgadas, por exemplo, pacificam *Vata*. Quem tem prevalência desse *dosha*, aliás, deve evitar frutas secas e cereais porque seu organismo já é pouco hidratado. Alimentos de paladar adstringente,

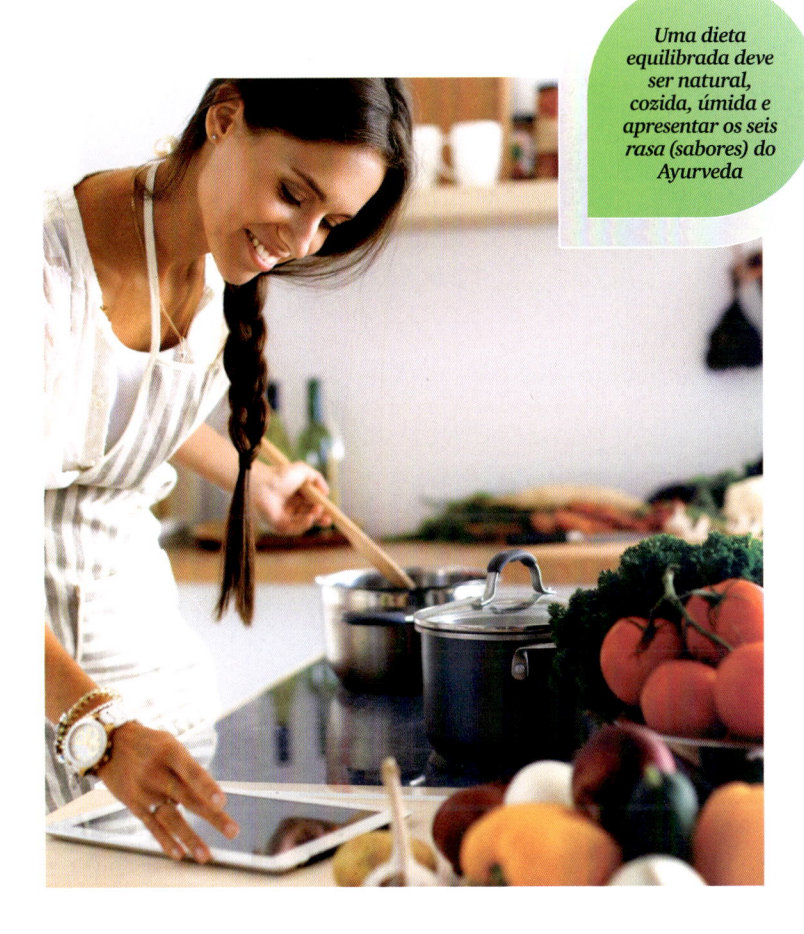

> Uma dieta equilibrada deve ser natural, cozida, úmida e apresentar os seis *rasa (sabores)* do Ayurveda

DICAS PARA MELHORAR O *AGNI*

✷ Meia hora antes das refeições, tome chá de gengibre fresco com cinco gotas de limão e uma pitada de sal marinho;

✷ **Evite beber líquidos gelados ou com excesso de cafeína (chá-preto, café, refrigerantes, mate, chocolate, guaraná e chá-verde);**

✷ Coma apenas quanto estiver com fome;

✷ **Adicione uma pequena quantidade de *ghee* (manteiga clarificada) aos alimentos;**

✷ Opte por uma dieta simples, natural, com ingredientes da mesma estação e região em que você vive;

✷ **Caminhe sempre antes das refeições;**

✷ Alimente-se em silêncio, com calma, mastigando bem a comida;

✷ **Utilize condimentos moderadamente nas refeições (gengibre fresco, pimenta-do-reino, assa-fétida, coentro, cominho, hortelã, canela, cravo, cúrcuma, noz-moscada e cardamomo são boas opções);**

✷ Prefira ingerir saladas depois do prato quente;

✷ **Consuma doces e frutas fora das refeições, para evitar que fermentem.**

✷ Após as refeições, tome chá de erva-doce (*Foeniculum vulgaris*), que é digestivo.

amargo e doce, por sua vez, ajudam a equilibrar *Pitta*, que deve evitar itens energéticos e "quentes", como pimenta e amendoim. E alimentos amargos, adstringentes e picantes são indicados para quem tem predomínio de Kapha. Se já houver desequilíbrio, alguns itens também podem dar uma mãozinha para restabelecer a harmonia. "O Ayurveda aconselha gergelim para *Vata*, *ghee* para *Pitta* e mel de abelhas para *Kapha*", sugere Rocha.

Outra orientação é que a comida não seja nem muito cozida nem muito crua: o ideal é que seja ingerida morna, pois tudo que é gelado apaga o fogo digestivo. A forma de produção dos alimentos também é fundamental. Enlatados, processados e toda sorte de produtos industrializados devem ser banidos do cardápio. "Devemos evitar os alimentos que nós não conseguimos imaginar crescendo na natureza, pois não são de fontes naturais e tornam-se inadequados à saúde do corpo, a exemplo das margarinas, dos refrigerantes e achocolatados", completa o presidente da ABRA.

O especialista em Ayurveda Erick Schulz acrescenta que a nutrição, nesse contexto, não é vista como a vemos no Ocidente. "Para eles, a nutrição é tudo aquilo que nutre o indivíduo, e não são somente os alimentos que possuem essa função, mas também as emoções, os pensamentos e ações. Tudo o que puder entrar pelos nossos cinco órgãos dos sentidos e mais a mente é considerado nutrição."

CAPÍTULO 4
ALIMENTAÇÃO

EQUIVALÊNCIA ENTRE OS ELEMENTOS E OS SABORES

Entenda como a medicina ayurveda interpreta os sabores baseados nos elementos terra, água, fogo e ar. Ao saber que um *dosha* está alterado, sabem-se os sabores que devem ser priorizados.

SABOR (RASA)	EXEMPLOS	ELEMENTOS (BHUTAS)
Doce (*madhura*)	Mel, leite, manga e *ghee*	Terra + Água
Salgado (*lavana*)	Sal de rocha e algas marinhas	Água + Fogo
Azedo (*amla*)	Laranja e iogurte	Terra + Fogo
Adstringente (*kashāya*)	Caqui e feijões	Ar + Terra
Pungente (*katu*)	Gengibre, alho e pimenta	Ar + Fogo
Amargo (*tikta*)	Boldo e carqueja	Ar + Éter

Paciente deve optar por sabores que tenham elementos diferentes dos que se referem ao seu dosha predominante

Para os mestres do Ayurveda, o ideal é evitar carne, não se preocupar em contar calorias e sair da mesa com um pequeno espaço no estômago

QUANTIDADE VERSUS QUALIDADE

Na tradição oriental, vários ensinamentos vêm de Buda, que professou o caminho do meio. Ou seja, moderação é a trilha para a saúde, a longevidade e o equilíbrio. E isso se aplica bem à prática do Ayurveda na hora das refeições. De forma geral, a recomendação é nunca se empanturrar. Pelo contrário: sair da mesa com um pequeno espaço no estômago, pois "quantidade modifica a qualidade".

Segundo Vagbhata, autor do clássico *Ashtanga Hrdaya*, "metade do estômago deve ser preenchido com alimentos sólidos, um quarto com líquidos e um outro quarto deve manter-se vazio para o ar". A quantidade de alimento consumida, entretanto, não pode ser padronizada porque depende do poder digestivo de cada indivíduo, e mesmo este varia em situações diferentes. "No inverno e na juventude, a capacidade digestiva é maior que no verão e na velhice", diz Rocha.

Outros ensinamentos incluem fazer as refeições sempre no mesmo horário e de estômago vazio — ou seja, se a refeição anterior não foi digerida, não devemos comer. Embora não haja obrigatoriedade, os mestres do Ayurveda também enfatizam a importância de uma dieta vegetariana: "Comer mais cereais integrais, legumes, verduras, raízes, frutas, castanhas, leite orgânico (livre de aditivos químicos), *ghee*, mel e menos carne promove saúde física, psicoemocional, social e espiritual", lembra o presidente da ABRA.

Por fim, esqueça a mania ocidental de ficar contando calorias. Segundo a *chef* e terapeuta ayurvédica Silvia Perotti, o cérebro humano reage mais ao valor energético do que ao valor calórico dos alimentos. Por isso, as receitas não costumam ter contagem de calorias. Foi Silvia quem desenvolveu os pratos que ilustram as páginas 68 a 73 desta edição. Para criar as delícias, ela considerou fatores como a estação do ano, os seis sabores ayurvédicos e os três doshas. Confira a seguir os alimentos indicados para cada um deles e bom apetite!

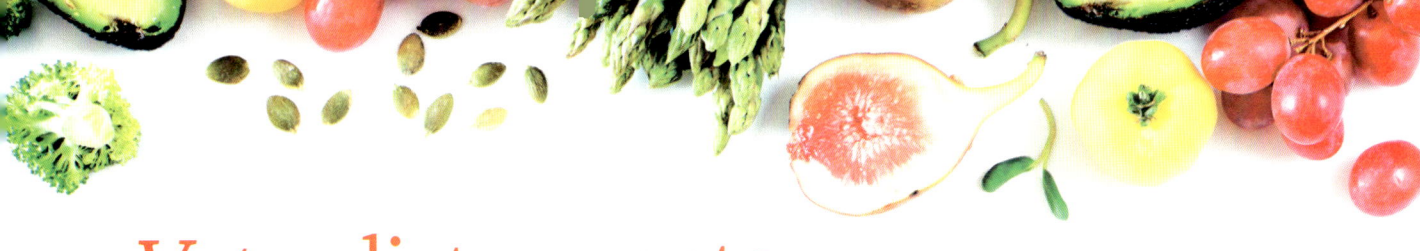

Vata: dieta quente, oleosa, úmida e nutritiva

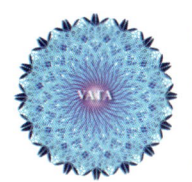

Quem tem predomínio de Vata deve dar preferência a ingredientes de sabor adocicado, ácido ou salgado. Itens de qualidade fria, seca, leve ou gelada, por sua vez, devem ser evitados, especialmente os de paladar amargo e adstringente

PRIORIZE:

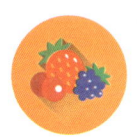

* **Frutas** — banana, cereja, amora, uva, limão, lima, melão, laranja-lima, pêssego, abacaxi, ameixa, mamão, abacate e coco.
* **Óleos** — moderadamente, ghee, gergelim, azeite de oliva e óleo de abacate.
* **Vegetais** — devem ser cozidos com condimentos e ghee: aspargo, beterraba, cenoura, pepino, cebola, ervilha, abóbora, batata-doce, espinafre, lentilha, azeitona, alho, feijão-verde, aipim, inhame, cará, brócolis, couve-flor, algas e bardana.
* **Oleaginosas** — todas, com moderação.
* **Cereais** — devem ser cozidos ou aquecidos: aveia, quinoa, arroz basmati, arroz integral e trigo.
* **Condimentos** — a maioria.
* **Laticínios** — leite orgânico (de vaca ou de cabra) e seus derivados, buttermilk, ghee, queijo Minas e coalhada.
* **Leguminosas** — cozidas com temperos: lentilhas, ervilhas, feijão moyashi e tofu.
* **Alimentos de origem animal** — galinha ou frango orgânico, ovos, peixe, frutos do mar e peito de peru.
* **Adoçante** — açúcar mascavo, rapadura, mel, agave, sucralose e estévia.
* **Bebidas** — leites de amêndoas, soja ou de vaca morno com condimentos; sucos e água de coco.
* **Chá de ervas** — camomila, erva-doce, gengibre, canela, capim-limão e hortelã.

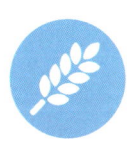

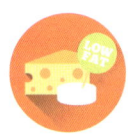

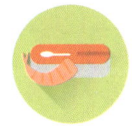

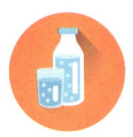

EVITE:

* **Frutas** — passas, maçã e pera (cruas), melancia e frutas secas.
* **Vegetais** — crus, secos e frios: alface, tomate, brotos, berinjela, batata e saladas.
* **Cereais secos** — granola, milho, painço e centeio.
* **Leguminosas** — feijões, soja e azuki.
* **Laticínios** — leite em pó, leite em caixinha, sorvete e iogurte.
* **Alimentos de origem animal** — carnes vermelhas, de porco e de coelho.
* **Bebidas** — evitar estimulantes: álcool, mate, café, refrigerantes, achocolatado e chá-preto.
* **Adoçante** — doces e produtos com açúcar branco, sacarina e aspartame.

Fonte: Dr. Aderson Moreira da Rocha, da Clínica de Ayurveda (www.ayurveda.com.br)

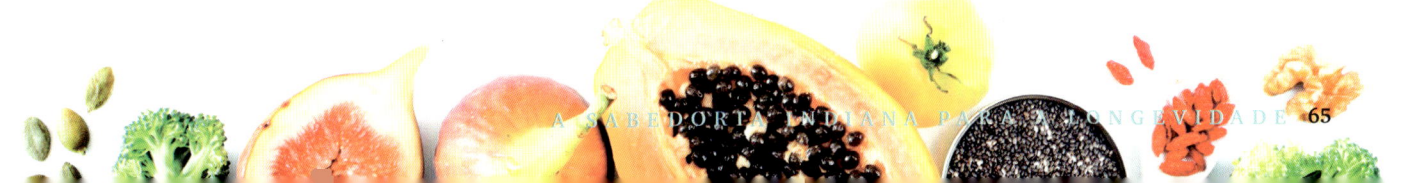

CAPÍTULO 4
ALIMENTAÇÃO

RECEITAS

PARA VATA

Estações: **todas**
Rendimento: **4 porções**
Validade: **servir de imediato**

Risoto de arroz vermelho com abóbora

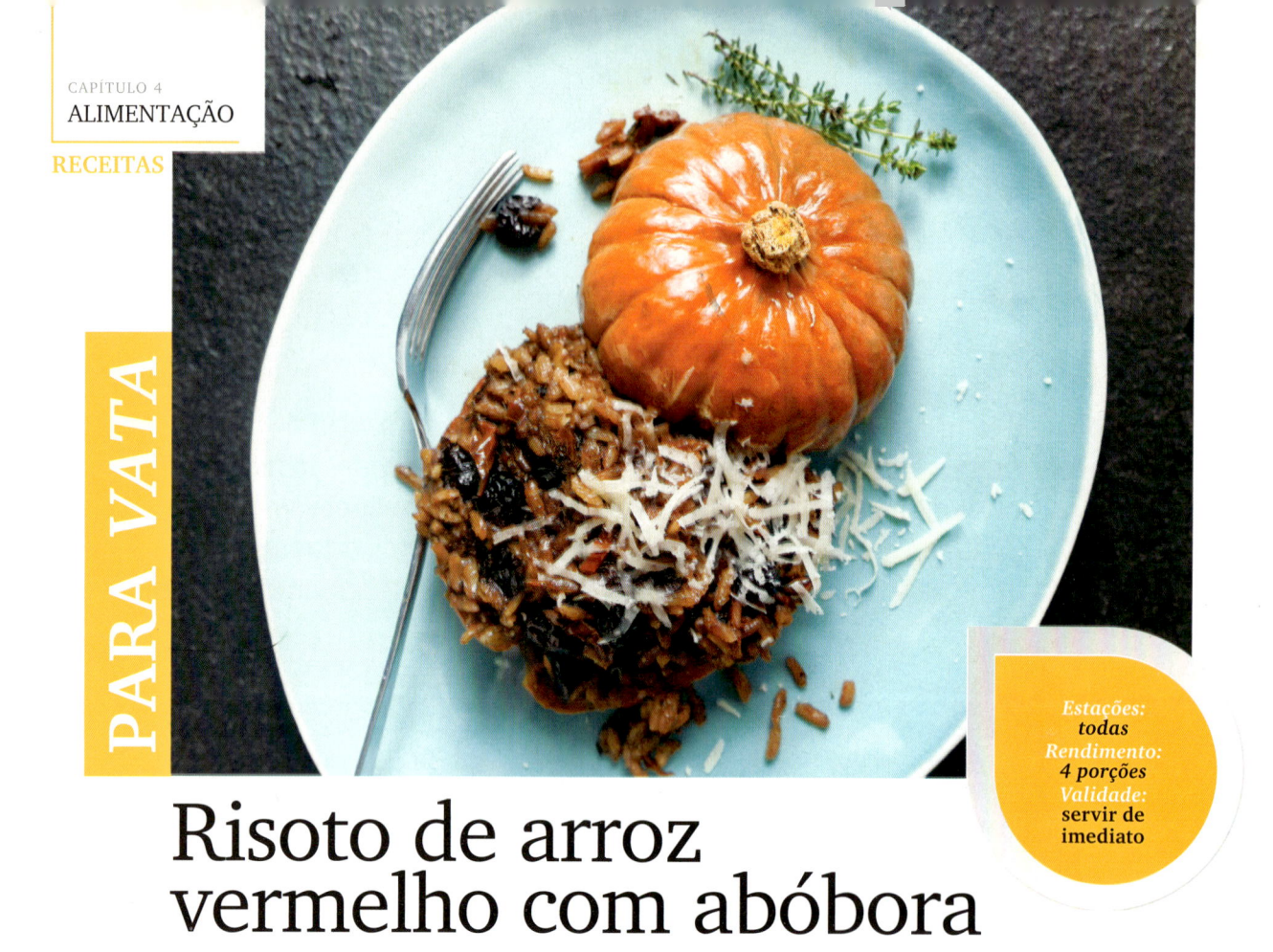

INGREDIENTES
- 1 xíc. (chá) de arroz vermelho
- 350 g de abóbora pescoço média cortada em cubos pequenos
- 1 alho-poró cortado em rodelas
- 2 col. (sopa) de manteiga *ghee* (*veja receita na página 81*)
- 1 col. (sopa) de azeite tipo único
- 1 litro de caldo de legumes caseiro
- 1 xíc. (chá) de vinho branco seco ou 3 col. (sopa) de uísque
- 1 dente de alho picado
- ½ limão taiti
- ½ col. (sopa) de páprica picante
- ½ col. (sopa) de páprica defumada
- Sal a gosto
- Pimenta-do-reino a gosto

MODO DE PREPARO
1) Tempere os cubos de abóbora com azeite, sal, páprica picante e páprica defumada.
2) Transfira para uma forma forrada de papel alumínio, cubra e asse em fogo médio até os cubos ficarem macios. Reserve.
3) Corte o alho-poró em rodelas finas, separe e lave bem para tirar a terra. Reserve.
4) Deixe o arroz vermelho de molho por uma hora, lave bem, coe toda a água e cozinhe o arroz até atingir o ponto *al dente*, em água fervente salgada (como se cozinha macarrão). Esquente o caldo.
5) Em uma frigideira funda e quente, refogue o alho-poró com 1 colher (sopa) de *ghee* até ficar macio.
6) Acrescente o arroz, o alho e o sal. Refogue por mais 1 minuto.
7) Adicione o vinho ou uísque e mexa bem. Quando reduzir à metade, comece a acrescentar o caldo, uma concha de cada vez, mexendo sempre até o arroz ficar no ponto desejado.
8) Acerte o sal, coloque 1 colher (sopa) de suco de limão, tempere com pimenta-do-reino e finalize com 1 colher (sopa) de *ghee*. Acrescente os cubos de abóbora se desejar (reserve alguns para a decoração), acerte o sal e finalize com raspas de limão.

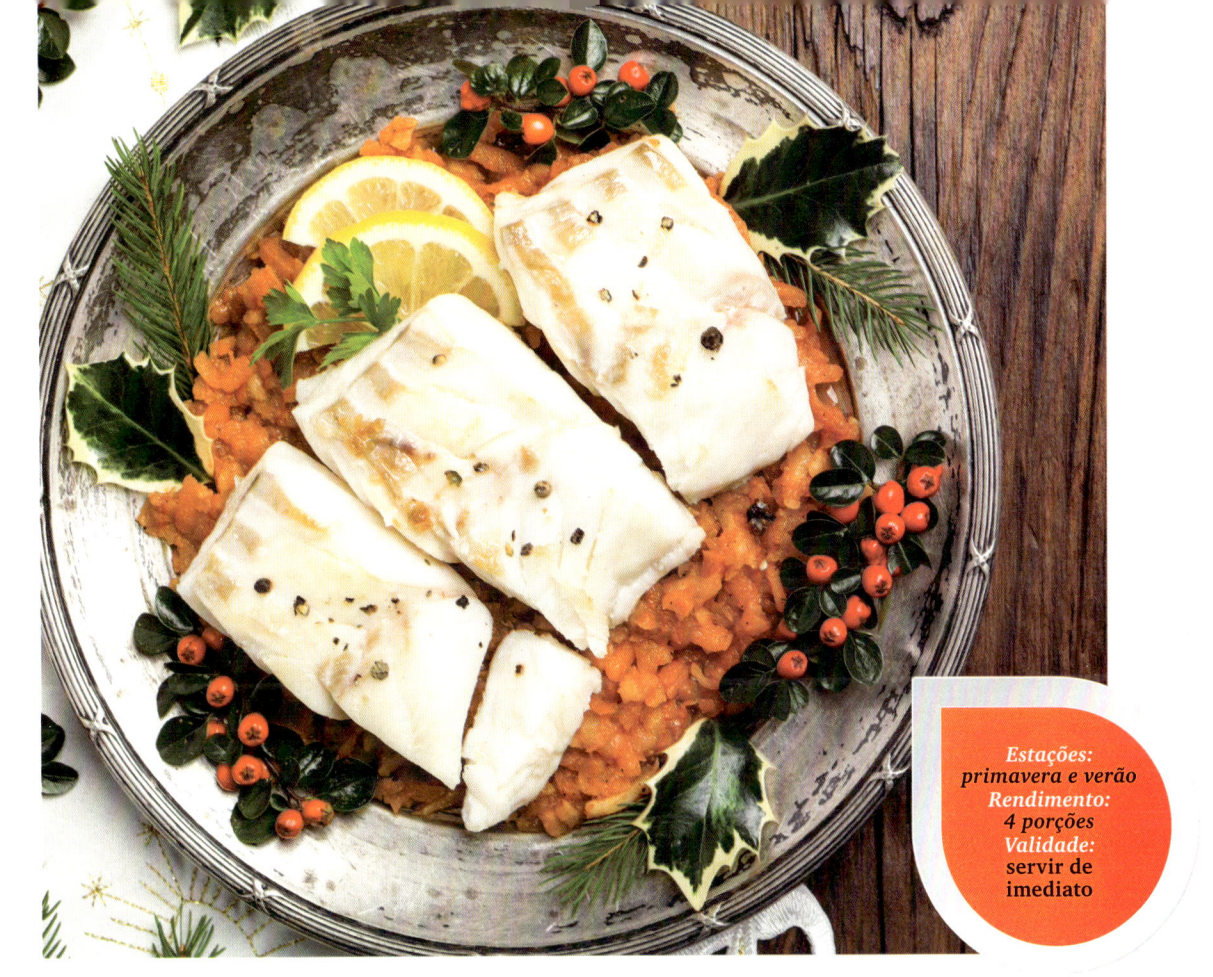

Estações:
primavera e verão
Rendimento:
4 porções
Validade:
servir de imediato

Peixe no papelote com *rösti* de batata-doce e cenoura

INGREDIENTES
- 4 filés de peixe branco (bacalhau fresco ou congrio rosa)
- 1 limão-siciliano
- 1 cebola roxa pequena
- 2 tomates italianos picados sem casca e sem sementes
- 1 xíc. (chá) de caldo de legumes caseiro
- 3 col. (sopa) de óleo de girassol
- 2 cenouras pequenas cozidas
- 1 batata-doce média assada ou cozida
- Salsinha picada bem fininha
- Sal e pimenta-do-reino a gosto

MODO DE PREPARO
1) Corte a cebola em meia-lua, bem fininha; pique a salsinha; tire a casca e as sementes dos tomates. Cozinhe as cenouras e a batata.
2) Em uma forma, monte um papelote de alumínio ou papel-manteiga e pincele com azeite.
3) Tempere os filés de peixe com sal e pimenta e coloque-os lado a lado no papelote.
4) Distribua o tomate e a cebola sobre os filés, coloque uma fatia bem fina de limão e finalize com a salsinha.
5) Adicione caldo de legumes suficiente para não ressecar os filés e feche o papelote. Asse em forno pré-aquecido a 180ºC por 20 minutos.
6) Rale a cenoura e a batata-doce, ambas sem casca. Tempere com sal e pimenta.
7) Em uma frigideira quente, coloque um fio de óleo, espalhe bem, ponha a mistura da cenoura com a batata e pressione. Frite em fogo baixo até dourar de um lado. Depois, vire e doure do outro. Sirva com o peixe.

CAPÍTULO ALIMENTAÇÃO

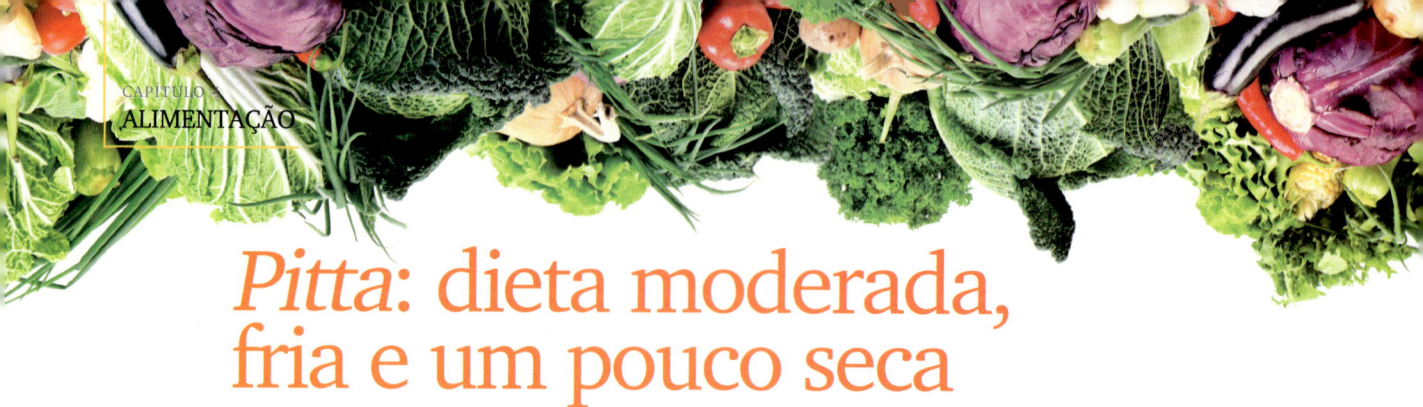

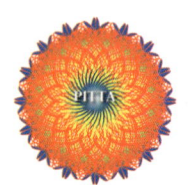

Pitta: dieta moderada, fria e um pouco seca

A alimentação de quem tem *Pitta* como *dosha* predominante deve ser sem excessos, com ingredientes de sabor amargo, adstringente e adocicado. Evite pratos quentes, oleosos e de paladar picante, ácido ou salgado

PRIORIZE:

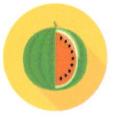

* **Frutas** — as melhores são as maduras e adocicadas: cereja, amora, uva, laranja-lima, passas, pera, figo, melão, manga, melancia, ameixa, coco, maçã, abacate.
* **Leguminosas** — feijões com condimentos, soja, tofu e *tempe*.
* **Oleaginosas** — coco e amêndoas (moderadamente).
* **Vegetais** — prefira os de sabor adocicado ou amargo: aspargos, beterraba, brócolis, alface, cenoura, couve-flor, cogumelos, brotos, batatas, aipo, abóbora, espinafre, pepino, bardana, saladas e azeitona.
* **Cereais** — quinoa, aveia, granola, arroz branco e basmati, trigo e cevada.
* **Laticínios** — *ghee*, queijo branco, leite orgânico e manteiga sem sal.
* **Condimentos** — cominho, coentro, salsa, hortelã, cebolinha, sal de rocha, louro e cúrcuma.
* **Óleos** — de girassol, canola, azeite de oliva e manteiga *ghee*.
* **Produtos de origem animal** — peixes de água doce, frango orgânico e peito de peru.
* **Adoçantes** — açúcar mascavo, mel (moderadamente), estévia, agave e sucralose.
* **Chá de ervas** — camomila, hortelã, erva-doce, *neem*, dente-de-leão, carqueja e capim-limão.
* **Bebidas** — leites de arroz e de amêndoa, suco de frutas indicadas, leite de soja.

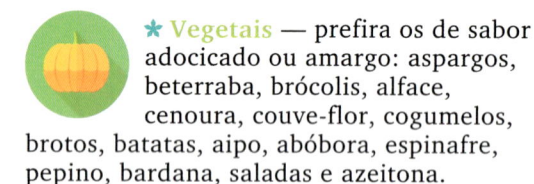

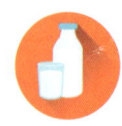

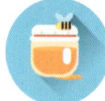

EVITE:

* **Frutas** — banana, morango, limão, laranja, mamão, pêssego, abacaxi e *grapefruit*.
* **Vegetais** — berinjela, espinafre, tomate, rabanete e mostarda.
* **Cereais** — milho, centeio, arroz integral, painço e trigo-sarraceno.
* **Leguminosas** — *misso* e *shoyu*.
* **Laticínios** — manteiga com sal, *buttermilk*, iogurte e queijo amarelo.
* **Produtos de origem animal** — carne, ovos, peixes de água salgada e frutos do mar.
* **Condimentos** — pimenta, alho, gengibre seco, noz-moscada, orégano, tomilho e cravo.
* **Oleaginosas** — evite-as ou utilize com muita moderação, pois são quentes.
* **Óleos** — milho, gergelim e amêndoa.
* **Bebidas** — café, álcool, achocolatado, mate, sucos ácidos, chá-preto e chá-verde.
* **Adoçantes** — açúcar branco, mel e rapadura (em excesso).

Fonte: Dr. Aderson Moreira da Rocha, da Clínica de Ayurveda (www.ayurveda.com.br)

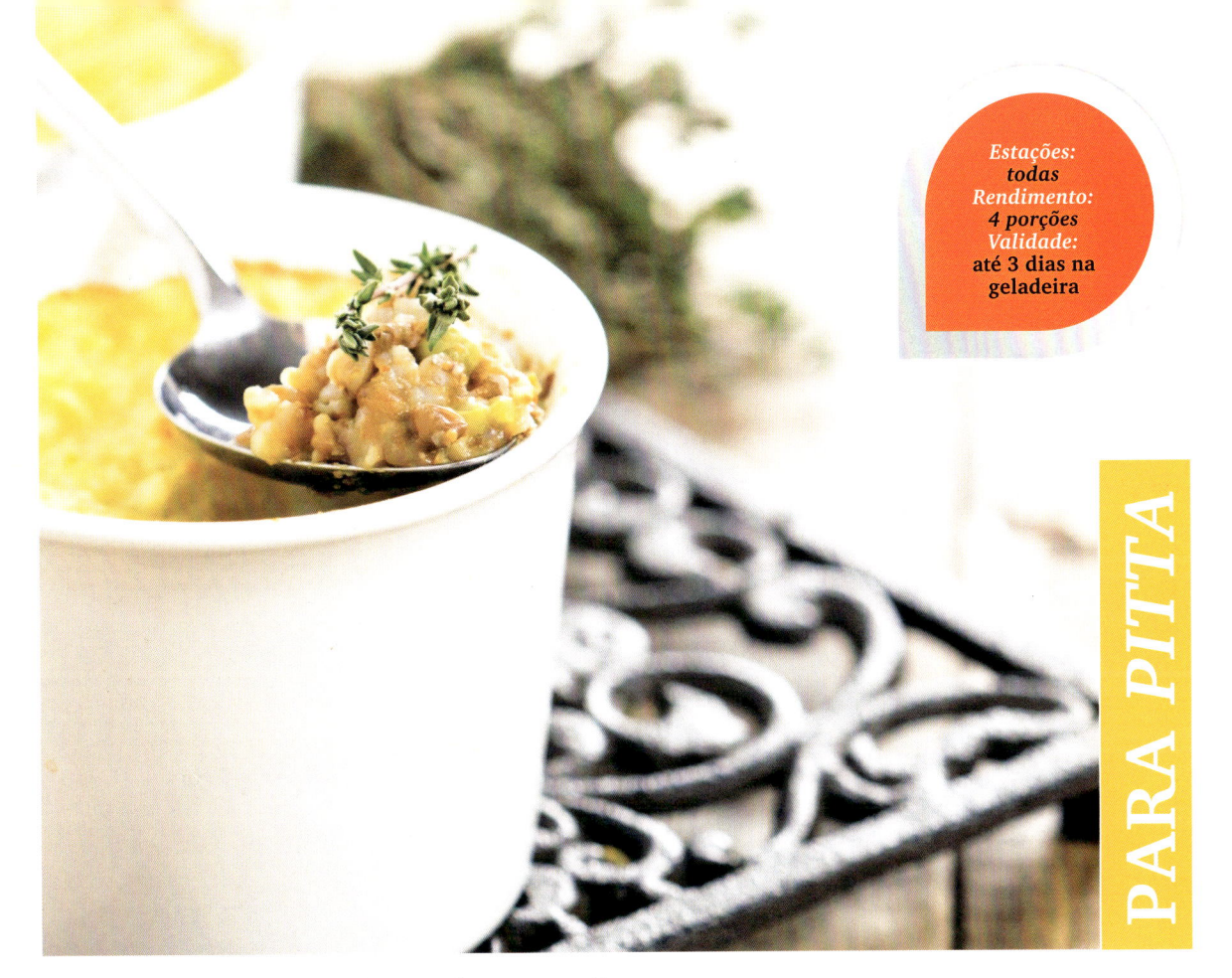

Estações: todas
Rendimento: 4 porções
Validade: até 3 dias na geladeira

PARA PITTA

Escondidinho de mandioquinha com lentilha

INGREDIENTES
- 2 xíc. (chá) de lentilha cozida
- 1 xíc. (chá) do caldo do cozimento da lentilha
- 2 cenouras médias
- 1 dente de alho
- 12 azeitonas verdes sem caroço picadas
- 2 col. (sopa) de *ghee* ou manteiga sem sal
- ½ kg de mandioquinha
- ½ xíc. (chá) de creme de leite fresco ou leite de coco
- ½ xíc. (chá) de farinha de rosca ou de mandioca crua
- 1 col. (café) de noz-moscada
- Salsinha, sal e pimenta a gosto

MODO DE PREPARO
1) Deixe a lentilha de molho por seis horas. Depois, cozinhe em água sem sal, na panela de pressão, até ficar macia. Reserve.
2) Higienize e descasque as cenouras e as mandioquinhas. Corte as cenouras em cubos pequenos e cozinhe as mandioquinhas em água salgada até ficarem bem macias.
3) Faça o purê de mandioquinha e tempere com sal, noz-moscada, creme de leite e uma colher de *ghee*. Se necessário, acrescente a água do cozimento para dar consistência.
4) Refogue o alho em 1 colher (sopa) de *ghee*.
5) Acrescente a cenoura e a água do cozimento da lentilha. Deixe cozinhar em fogo baixo até a cenoura ficar macia.
6) Adicione a lentilha e as azeitonas picadas.
7) Acerte o sal, tempere com pimenta-do-reino e finalize com a salsinha.
8) Transfira para uma travessa refratária, cubra com o purê de mandioquinha, polvilhe a farinha de rosca e leve ao forno para gratinar. Sirva quente.

CAPÍTULO 4
ALIMENTAÇÃO

RECEITAS

PARA PITTA

Homus de espinafre com vegetais crus

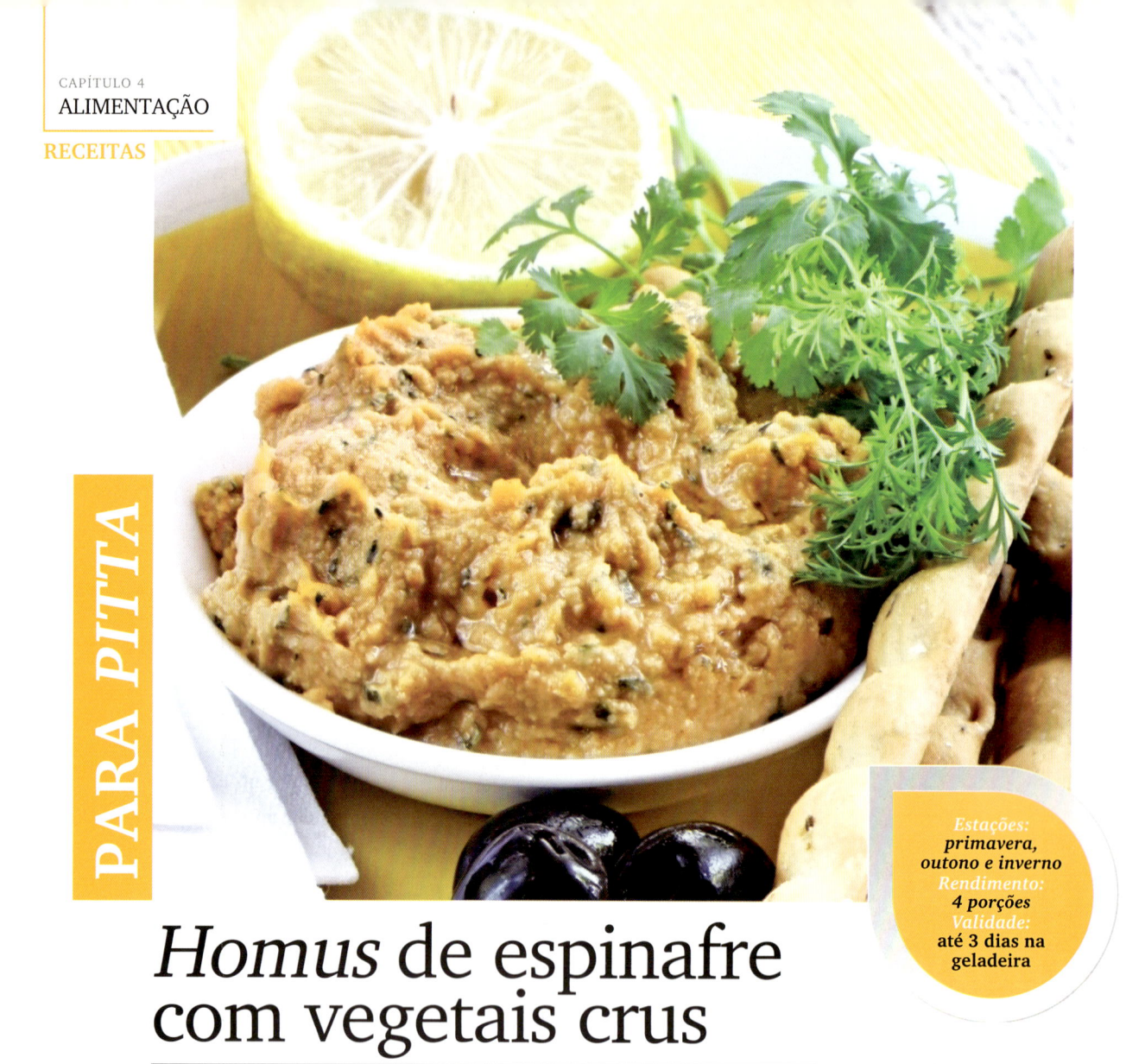

Estações:
primavera, outono e inverno
Rendimento:
4 porções
Validade:
até 3 dias na geladeira

INGREDIENTES
- 1 xíc. (chá) de grão-de-bico cozido
- ½ maço de espinafre cozido
- 1 col. (sopa) de pasta de gergelim (*tahine*)
- 1 dente de alho pequeno
- 1 col. (sopa) de suco de limão
- 1 col. (chá) de cominho moído
- 1 col. (chá) de semente de coentro moída
- 3 ramos de coentro fresco ou salsinha
- 3 col. (sopa) de azeite para finalizar
- 1 col. (café) de páprica doce
- Sal e pimenta-do-reino a gosto

MODO DE PREPARO

1) Deixe o grão-de-bico de molho por seis a oito horas.
2) Depois, cozinhe em uma panela de pressão com água, sem sal, até ficar macio. Reserve.
3) Passe o espinafre pela água fervente com sal até murchar, coe e esprema para tirar bem a água. Reserve.
4) Liquidifique o grão-de-bico (sem a água do cozimento) junto com o espinafre, o *tahine*, o alho, o suco de limão, os temperos e o coentro fresco.
5) Acrescente a água do cozimento do grão-de-bico para dar o ponto desejado. Acerte o sal e tempere com pimenta-do-reino.
6) Transfira para um recipiente de vidro. Finalize com azeite e uma pitada de páprica.
7) Sirva com palitos de cenoura, salsão, erva-doce e pepino.

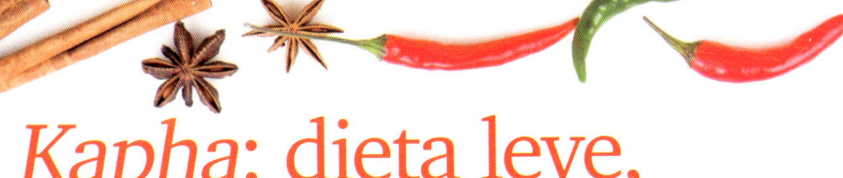

Kapha: dieta leve, quente e seca

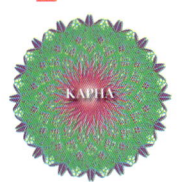

Para equilibrar Kapha quando está em excesso, deve-se priorizar ingredientes de sabor picante, amargo ou adstringente. Também é importante evitar o consumo de itens adocicados, ácidos e salgados

PRIORIZE:

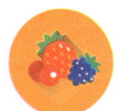

* **Frutas** — maçã, pera, framboesa, amora, cereja, damasco, lima, pêssego, caqui e frutas secas.
* **Adoçantes** — mel, estévia e sucralose (moderadamente)
* **Leguminosas** — feijão, ervilha, lentilha e tofu.
* **Vegetais** — batata, espinafre, cenoura, couve-flor, cogumelo, beterraba, aspargos, alface, nabo, agrião, brotos, brócolis, aipo, salsa, berinjela, tomate (cozido), rabanete e repolho.
* **Laticínios** — leite de soja, *buttermilk* e leite de cabra (quentes e com condimentos).
* **Cereais** — milho, trigo-sarraceno, cevada, centeio, quinoa, granola, aveia cozida, arroz basmati e tapioca.
* **Oleaginosas e sementes** — Sementes de girassol e de abóbora.
* **Óleos** — de mostarda, milho, canola e girassol (moderadamente).
* **Alimentos de origem animal** — frango orgânico, peito de peru, ovos e peixes de água doce como truta, surubim, pintado e tucunaré.
* **Bebidas** — suco de frutas indicadas, leite de soja morno com condimentos e leite de arroz.
* **Condimentos** — de uma forma geral, os condimentos são bons para *Kapha*, tais como canela, coentro, cominho, cardamomo, pimenta-do-reino, cravo, açafrão e gengibre.
* **Chá de ervas** — chá e café preto (moderadamente), canela, chapéu-de-couro, gengibre, *neem*, cavalinha, cabelo de milho e chá-verde (moderadamente).

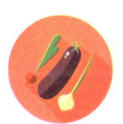

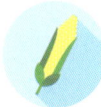

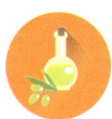

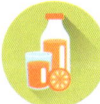

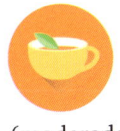

EVITE:

* **Frutas** — banana, melão, laranja, figo fresco, manga, abacaxi, limão, melancia, maracujá, kiwi, tâmaras, mamão, coco, uvas e abacate.
* **Vegetais** — tomate cru, abóbora, quiabo, algas, azeitona, pepino e batata-doce.
* **Cereais e feijões** — trigo, arroz integral, arroz branco e aveia (seca).
* **Leguminosas** — *misso*, soja e feijão *moyashi*.
* **Oleaginosas e sementes** — gergelim, coco, amêndoas, nozes, amendoim e avelã.
* **Óleos** — de coco, soja, gergelim e azeite de oliva.
* **Laticínios** — iogurte, leite de vaca, queijo, sorvete e manteiga.
* **Alimentos de origem animal** — peixes marinhos, frutos do mar, porco, cordeiro e vaca.
* **Adoçantes** — açúcar branco, melado, rapadura e frutose.
* **Condimentos** — sal refinado (prefira sal marinho).
* **Bebidas** — álcool, leite de vaca ou de soja, bebidas geladas, refrigerantes.

Fonte: Dr. Aderson Moreira da Rocha, da Clínica de Ayurveda (www.ayurveda.com.xr)

CAPÍTULO 4
ALIMENTAÇÃO

RECEITAS

PARA KAPHA

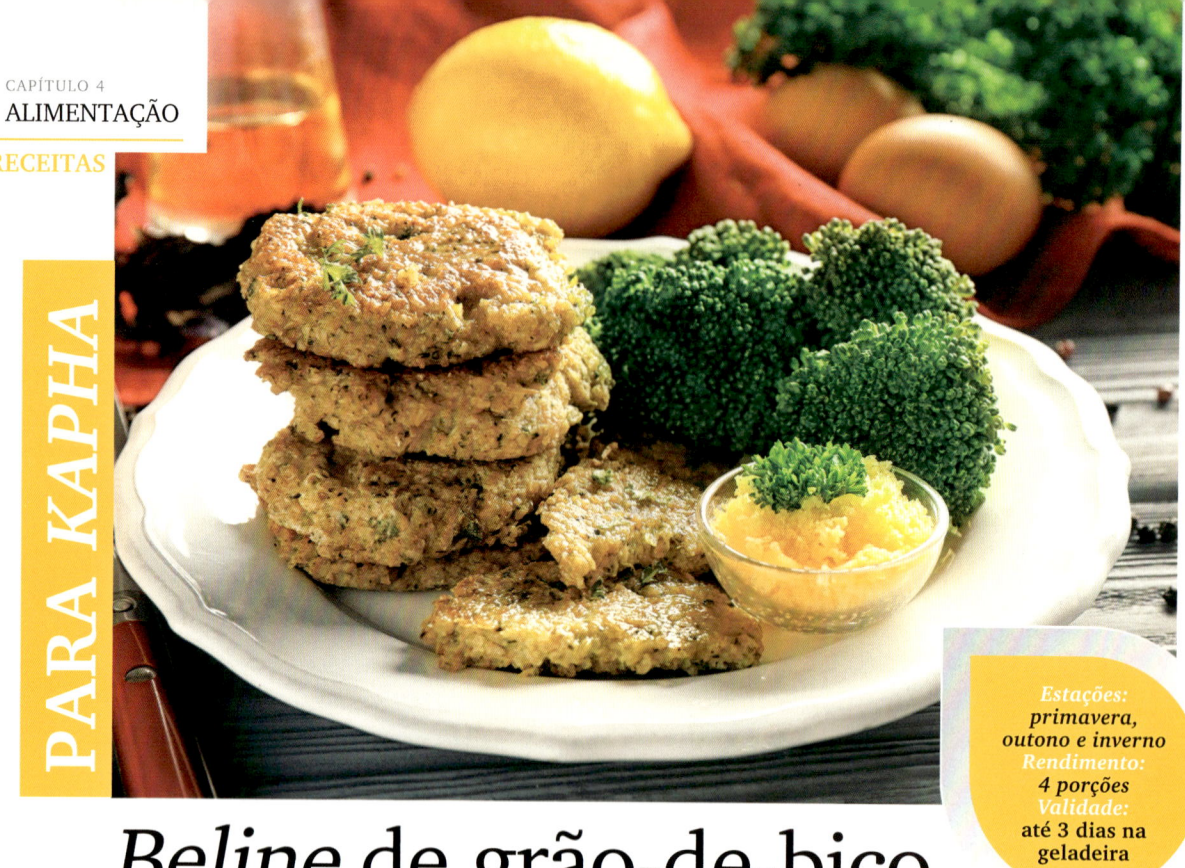

Estações:
primavera,
outono e inverno
Rendimento:
4 porções
Validade:
até 3 dias na geladeira

Beline de grão-de-bico com brócolis picante

INGREDIENTES
- 1 xíc. (chá) de grão-de-bico cozido
- 1 xíc. (chá) de cenoura ralada bem fininha
- ½ xíc. (chá) de trigo-sarraceno cozido
- 1 dente de alho picado
- 1 col. (chá) de cúrcuma em pó
- 1 col. (chá) de semente de cominho moída
- 1 col. (sopa) de óleo de coco
- 1 col. (sopa) de farinha de trigo-sarraceno
- 1 maço de brócolis ramoso
- 2 tomates italianos sem semente e sem pele
- 1 talho de alho-poró
- Pimenta dedo-de-moça
- 1 col. (café) de açúcar mascavo
- Sal e pimenta-do-reino a gosto

MODO DE PREPARO

1) Deixe o grão-de-bico de molho por seis a oito horas. Cozinhe em panela de pressão com água sem sal até ficar macio e reserve.
2) Cozinhe o trigo-sarraceno em água salgada até ficar macio. Coe e reserve.
3) Higienize e limpe os brócolis. Cozinhe levemente em água salgada fervente.
4) Refogue o alho-poró até ficar macio. Adicione o tomate, o açúcar mascavo, os brócolis picados e a pimenta dedo-de-moça fatiada bem fininha e sem semente (experimente a pimenta antes para regular a quantidade conforme a picância).
5) Cozinhe em fogo bem baixo, com a panela tampada, até os ingredientes ficarem completamente cozidos.
6) Processe o grão-de-bico, o trigo-sarraceno, o alho, a cúrcuma, as sementes de cominho moídas, a cenoura ralada, o sal, a pimenta-do-reino e ½ colher de óleo de coco. Não deixe muito fino, pois a massa deve ficar com pedaços.
7) Adicione um pouco da água do cozimento do grão-de-bico se necessário e polvilhe com a farinha de trigo sarraceno para dar liga. Pulse.
8) Forme panquecas de 8 cm de diâmetro e 1 cm de espessura. Coloque-as em uma forma untada com óleo e asse as panquecas até ficarem levemente douradas. Sirva com os brócolis refogados.

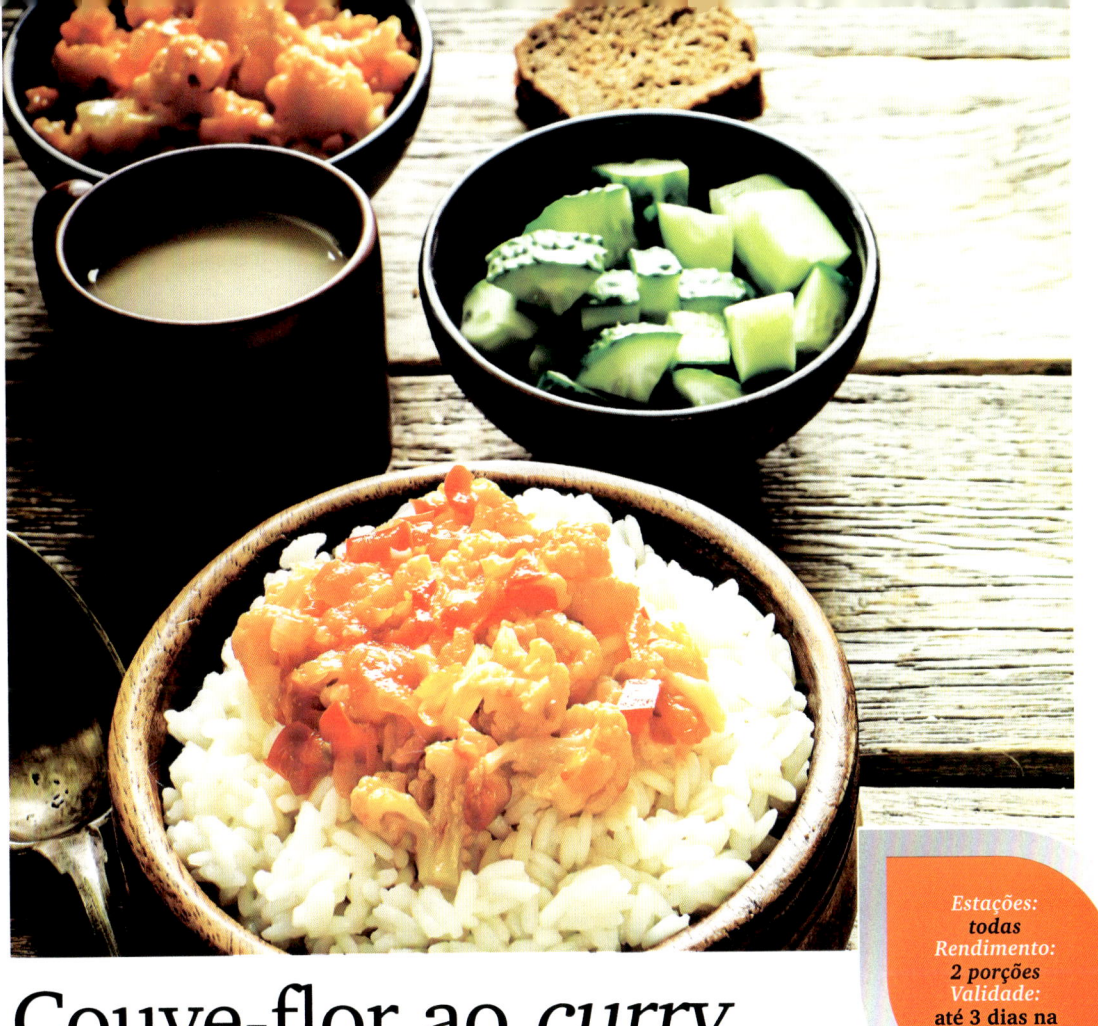

Couve-flor ao *curry* com arroz basmati

Estações: **todas**
Rendimento: **2 porções**
Validade: **até 3 dias na geladeira**

INGREDIENTES

- 1 couve-flor pequena
- 1 col. (sopa) de *ghee* ou manteiga sem sal
- 1 col. (chá) de semente de cominho moída
- 1 col. (chá) de semente de coentro moída
- 1 col. (chá) de cúrcuma
- 1 col. (chá) de gengibre em pó
- 1 col. (chá) de semente de mostarda amarela
- 1 dente de alho
- 1 col. (chá) de pimenta caiena
- 1 vidro de leite de coco (200 ml)
- ½ limão
- ½ xíc. (chá) de arroz basmati
- Sal a gosto

MODO DE PREPARO

1) Higienize a couve-flor, tire as cascas dos talos e corte-a em pedaços pequenos (tamanho de uma mordida).
2) Cozinhe a couve-flor em água salgada até ficar macia. Depois, transfira para uma vasilha com gelo e água para parar o cozimento. Coe e reserve.
3) Esquente uma panela média e funda em fogo bem baixo, acrescente a *ghee* e a semente de mostarda. Quando começar a estourar, adicione a cúrcuma, o cominho, o coentro em pó, o gengibre em pó e o dente de alho picado.
4) Refogue a couve-flor por alguns segundos.
5) Adicione o leite de coco e um pouco de água.
6) Acerte o sal e acrescente a pimenta caiena. Estará pronto quando borbulhar.
7) Lave o arroz basmati e cozinhe em água salgada fervente, como se fosse macarrão.
8) Coe e sirva imediatamente com o *curry*. Finalize com o suco do limão fresco.

CAPÍTULO 4
ALIMENTAÇÃO

MENOS ADITIVOS,
mais saúde

Até produtos processados comuns no dia a dia — como requeijão, nugget e leite condensado — podem ser feitos de forma caseira. Além de economizar, você vai ganhar mais sabor e saúde à mesa

De acordo com a sabedoria ayurvédica, alimentos industrializados não possuem *prana*, a energia vital que permeia o cosmo e que é absorvida pelos seres vivos por meio da respiração. Por isso, produtos enlatados, fermentados, refinados e quaisquer restos devem ser banidos do cardápio. A comida deve ser natural, de preferência orgânica (sem agrotóxicos), e preparada na hora.

Embora itens como salsicha, maionese e *catchup* sejam muito consumidos no Ocidente, pesquisas científicas comprovam o que os indianos já sabiam há tempos: todo tipo de alimento processado leva substâncias que fazem mal à saúde. Segundo a nutricionista Camila Pinheiro, do Essência Nutrir — Espaço de Nutrição Consciente, os industrializados têm muitos aditivos químicos que se fazem necessários justamente para dar ao produto a aparência, a textura, a cor e o sabor desejados pelo consumidor, e também para conservá-lo. "Geralmente, na composição, são adicionados antioxidantes, para evitar a deterioração da comida; acidulantes, adoçantes e aromatizantes, para ressaltar o sabor e o odor; e corantes e espessantes, para alterar a cor e a aparência", explica.

Além dos inúmeros aditivos, os alimentos processados apresentam grandes quantidades de açúcar refinado e sódio que, se consumidos em excesso, fazem o nosso paladar se acostumar cada vez mais com os sabores doces e salgados. Com isso, acabamos por aumentar a ingestão de substâncias que podem causar ou agravar doenças crônicas, como diabetes, hipertensão, obesidade e problemas cardiovasculares (*veja no quadro à direita os itens mais populares e repletos de substâncias que podem ser negativas para o corpo humano*).

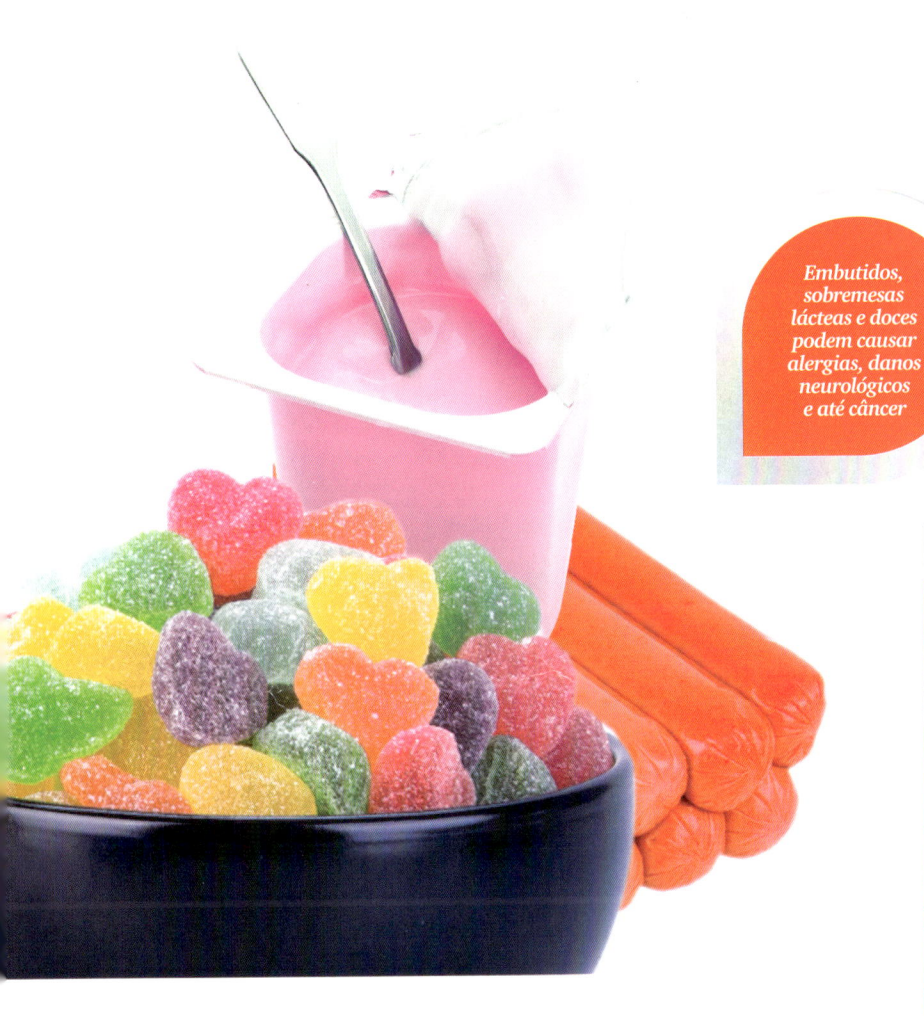

Embutidos, sobremesas lácteas e doces podem causar alergias, danos neurológicos e até câncer

CHEGA DE CONSUMIR INDUSTRIALIZADOS

Se você não quer mais ingerir nenhum alimento processado, saiba que isso é possível. Apesar de não ser uma tarefa simples, especialmente para quem está acostumado a ingeri-los diariamente, a dica é evitar o consumo diário e estar sempre atento aos rótulos dos produtos.

A nutróloga e fisiatra Sylvana Braga ensina que a substituição pode ser feita de diversas formas: "Pode-se usar leite desnatado sem lactose, cacau em pó, iogurte desnatado e molho de tomate fresco, por exemplo. Essas pequenas mudanças se traduzem em diversas vantagens para a saúde, pois adicionam alimentos frescos, sem conservantes nem corantes e com baixo teor de sal, gorduras e acidulantes".

Os produtos mais práticos do dia a dia também podem ser recriados, como é o caso do caldo de carne, que dá aquele sabor a mais às receitas, e até mesmo os *nuggets* de frango tão apreciados pelas crianças. Segundo Camila, essa é uma forma de controlar o bem-estar e a saúde, independentemente de ser ou não adepto do Ayurveda. Confira nas próximas páginas 12 versões caseiras, saborosas e saudáveis de itens que merecem ser riscados da lista do supermercado.

RISQUE DA LISTA

SALSICHA
POSSÍVEIS ADITIVOS QUÍMICOS: Antioxidante e realçador de sabor.
PRINCIPAL RISCO: Os conservantes mais usados em embutidos são os nitratos, substância de potencial cancerígeno.

BALAS, DOCES E GELATINAS
POSSÍVEIS ADITIVOS QUÍMICOS: Acidulante, aromatizante e corantes artificiais.
PRINCIPAL RISCO: Os corantes são vilões, pelo risco de alergias. Há suspeitas de que possam levar a danos digestivos, metabólicos e até neurológicos se utilizados com frequência.

SOBREMESAS LÁCTEAS E IOGURTES
POSSÍVEIS ADITIVOS QUÍMICOS: Espessante, aromatizante, acidulante, conservante e corante.
PRINCIPAL RISCO: Nessa classe de produtos, os corantes e conservantes representam o maior perigo à saúde.

CAPÍTULO 4
ALIMENTAÇÃO

RECEITAS

Molho para salada

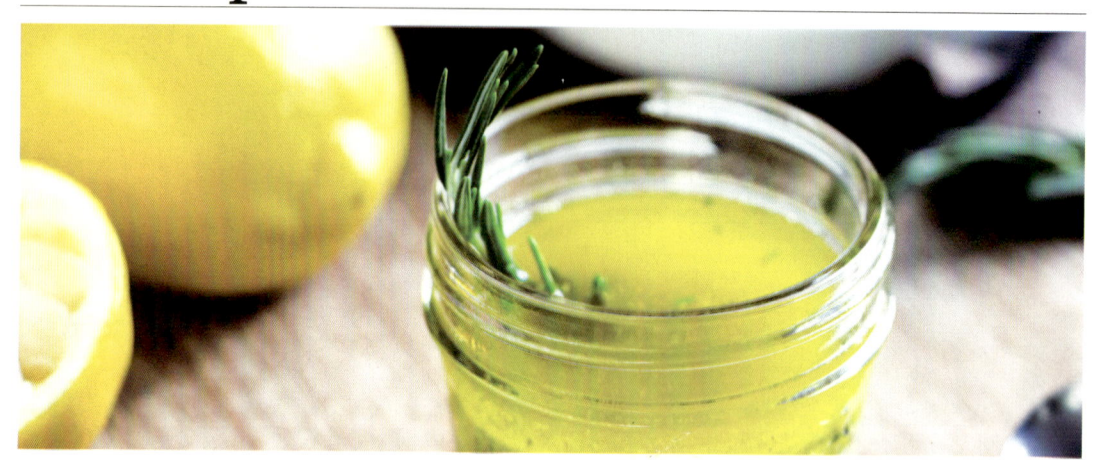

INGREDIENTES
- 1 xíc. (chá) de iogurte
- Suco de 1 limão
- 1 dente de alho
- Azeite
- Sal e pimenta a gosto

MODO DE PREPARO
1) Pique e amasse bem o alho.
2) Acrescente o azeite, esprema o limão (siciliano fica mais gostoso).
3) Coloque o sal e a pimenta a gosto.
4) Misture bem e sirva com a salada.

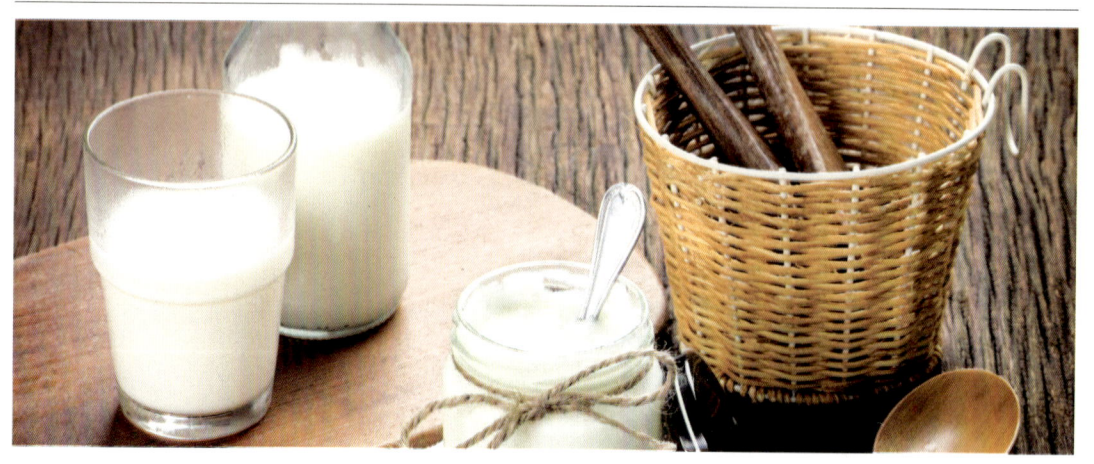

Iogurte natural

INGREDIENTES
- 1 litro de leite (de preferência tipo A)
- 1 pote de iogurte natural (que tenha como ingredientes leite e fermento lácteo apenas)

MODO DE PREPARO
1) Ferva o leite até subir. Deixe amornar. Para alcançar a temperatura correta, basta colocar o dedo dentro do leite e contar até 10.
2) Misture o iogurte, coloque num recipiente e deixe fermentar em local fechado (armário ou forno) por 12 horas ou de um dia para o outro. Nesse período, não mexa; deixe descansar. Depois, leve para a geladeira.

Pasta de amendoim

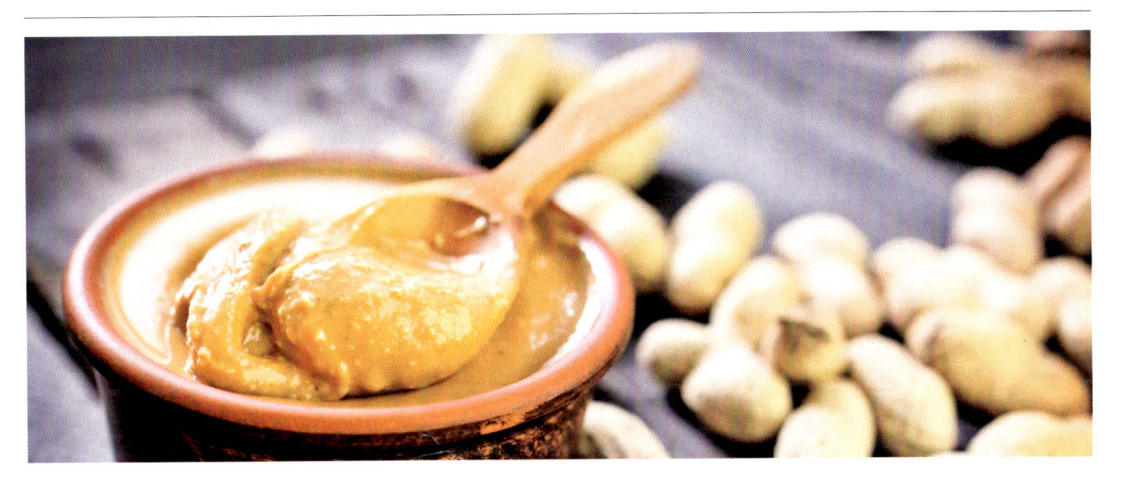

INGREDIENTES
- 1 xíc. (chá) de amendoim torrado, sem casca e sem sal

MODO DE PREPARO
1) Leve o amendoim ao forno baixo por 5 minutos (para aquecer, liberar o óleo e poder ser batido).
2) Depois, bata no liquidificador ou processador até que vire uma pasta.
3) Armazene na geladeira em vidro escuro ou vedado com papel-alumínio.

Requeijão cremoso

INGREDIENTES
- 1 col. (chá) de gelatina em pó incolor e sem sabor
- 1 xíc. (chá) de leite desnatado
- 1 xíc. (chá) de ricota
- 1 col. (chá) de azeite ou óleo de coco
- 1 col. (café) de sal rosa ou marinho

MODO DE PREPARO
1) Dissolva a gelatina no leite frio e aqueça em banho-maria.
2) No liquidificador, coloque a ricota, o óleo ou azeite, o sal e a gelatina dissolvida. Bata tudo até ficar bem homogêneo e coloque em um recipiente com tampa.

CAPÍTULO 4
ALIMENTAÇÃO

RECEITAS

Catchup

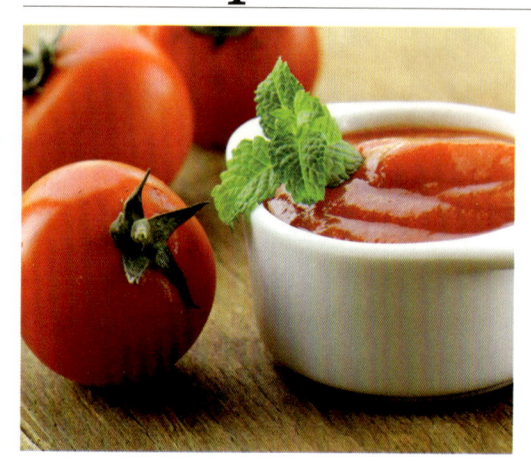

INGREDIENTES
- 2 kg de tomates maduros
- ½ xíc. (chá) de açúcar mascavo ou demerara
- ½ xíc. (chá) de vinagre de vinho branco

MODO DE PREPARO
1) Tire as sementes do tomate e pique em cubinhos.
2) Em meia xícara de água, leve os tomates ao fogo até cozinhar.
3) Depois de cozido, pegue a pasta e bata no liquidificador.
4) Em outro recipiente, misture o açúcar com o vinagre e coloque no fogo.
5) Quando o açúcar desmanchar, misture o tomate batido e deixe cozinhar em fogo baixo por mais ou menos 20 minutos.
6) Coloque sal a gosto (de preferência sal marinho ou sal rosa).
7) Depois que esfriar, coloque em um pote de vidro e leve à geladeira. O catchup caseiro dura uma semana na geladeira.

Dica: acrescente à receita pimenta, gengibre ou outros ingredientes que agradem ao paladar de quem for consumir o molho.

Maionese sem óleo

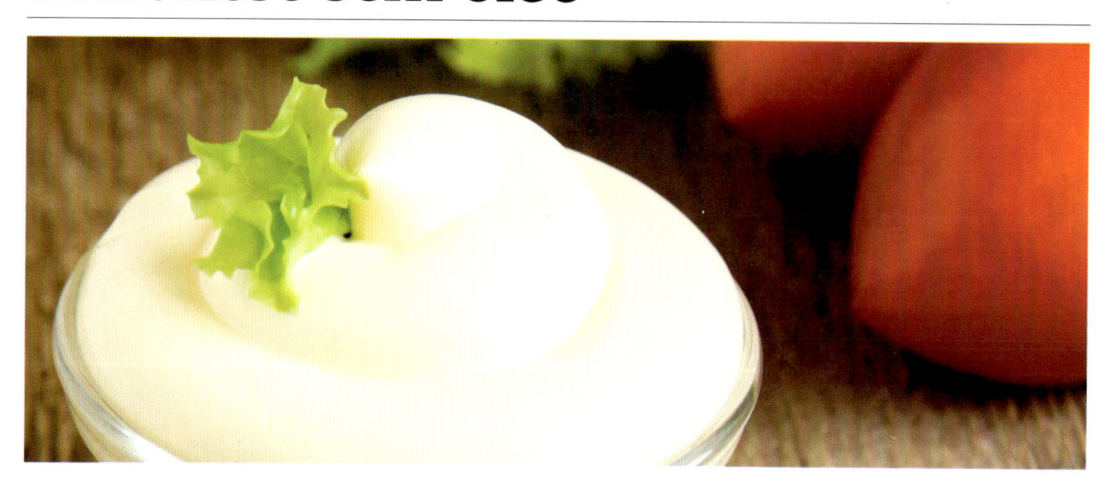

INGREDIENTES
- 1 copo de leite vegetal
- Temperos (alho, manjericão e cheiro-verde são algumas opções)
- Arroz integral cozido
- Sal a gosto
- Suco de ½ limão

MODO DE PREPARO
1) No liquidificador, bata bem todos os ingredientes, exceto o arroz.
2) Experimente para verificar se está bom de sal e de tempero.
3) Acrescente aos poucos o arroz cozido até atingir o ponto de maionese.

Nuggets caseiros

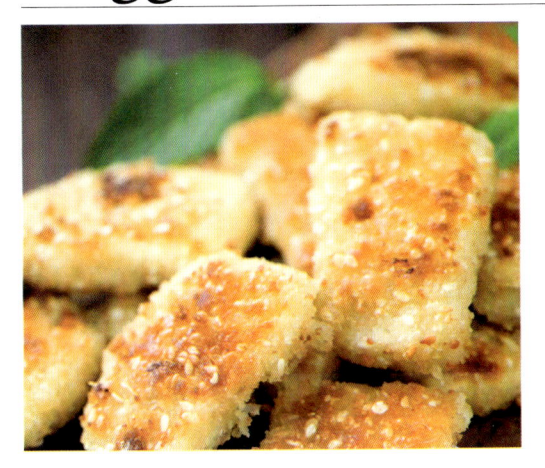

INGREDIENTES
- 500 g de frango moído
- 4 pães de forma integral (deixe eles esfarelados)
- 1 fatia pequena de cebola
- 3 dentes de alho
- Sal e pimenta a gosto
- Cebolinha a gosto
- 1 xíc. (chá) de farinha de milho
- 2 ovos

MODO DE PREPARO
1) Acrescente a cebola e o alho já picados ao frango e misture.
2) Adicione pimenta, sal e cebolinha na mistura e deixe-a bem homogênea.
3) Molde bolinhos e ajuste as laterais de forma a fazer os *nuggets*.
4) Empane-os, passando no ovo primeiro e depois na farinha de milho.
5) Preaqueça o forno por 10 minutos a 200ºC.
6) Asse por 30 minutos.

Dica: o nugget cru pode ser congelado (15 dias) de forma interfolhada, com papel filme. A farinha de milho pode ser substituída por farinha de linhaça ou de aveia.

Leite condensado

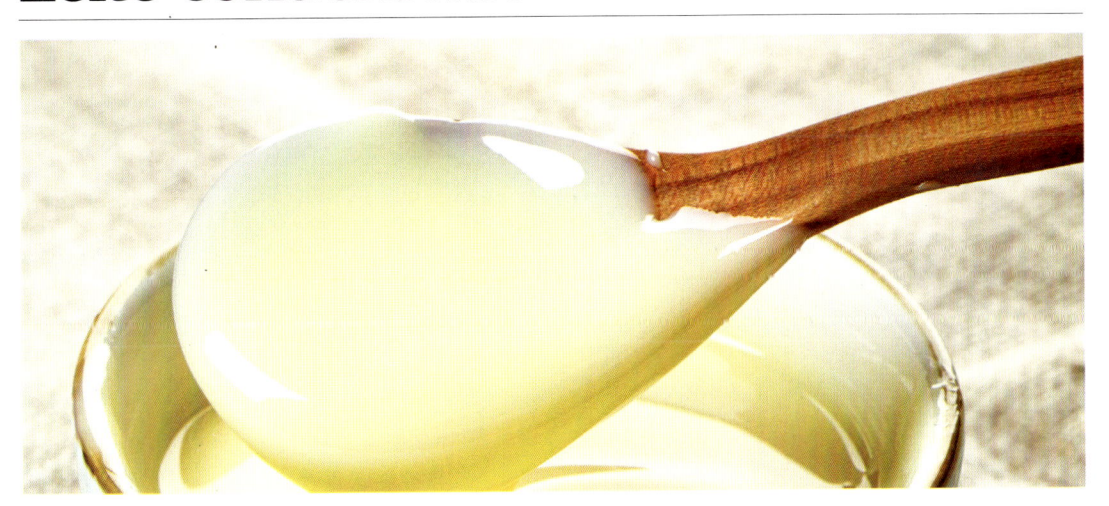

INGREDIENTES
- 2 col. (sopa) de manteiga ou *ghee* (veja receita na página 81)
- 2 xíc. (chá) de leite em pó
- 1 ½ xíc. (chá) de açúcar orgânico
- 1 xíc. (chá) de água fervente

MODO DE PREPARO
1) Bata todos os ingredientes no liquidificador por aproximadamente 5 minutos ou até que fique homogêneo e na textura desejada.
2) Coloque em um recipiente e espere esfriar.

CAPÍTULO 4
ALIMENTAÇÃO

RECEITAS

Caldo de carne

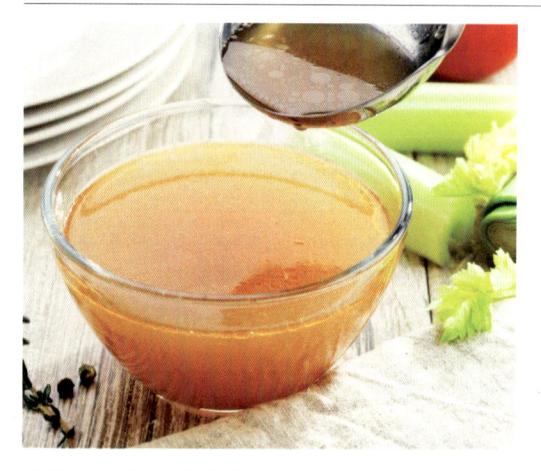

INGREDIENTES

- 1 kg de carne (músculo, acém ou alguma com ossos — eles dão muito sabor aos caldos)
- 5 dentes de alho amassados
- 1 cebola grande picada
- 1 xíc. (chá) de cebolinha picada
- 1 xíc. (chá) de coentro picado
- 1 col. (sopa) de azeite extravirgem
- 3 col. (sopa) de pimentão picadinho
- Sal e pimenta a gosto

MODO DE PREPARO

1) Tempere a carne com sal, pimenta, alho, cebola, coentro, cebolinha e pimentão.
2) Leve a carne à panela com os temperos e refogue no azeite para pegar o gosto. Mantenha no fogo bem baixo e vá refogando.
3) A carne vai começar a soltar seus líquidos. Adicione, então, 5 xícaras de água (para cada quilo de carne).
4) Tampe a panela e deixe em fogo médio por 20 minutos. Está pronto!
5) Coe o caldo e guarde em forminhas de gelo ou como achar melhor.

Barrinha de cereais

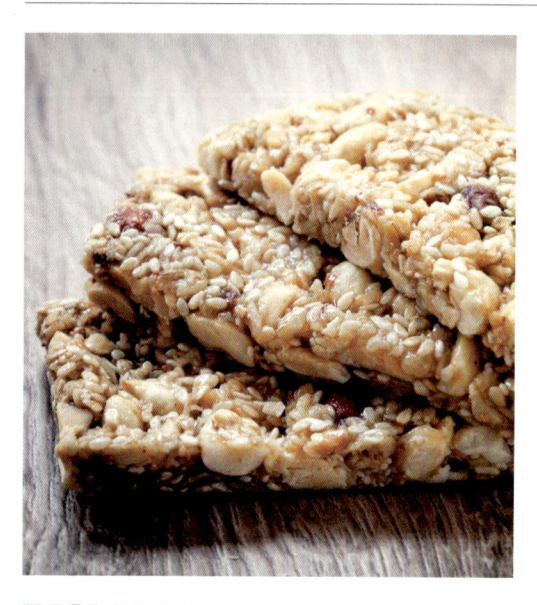

INGREDIENTES

- ¼ de copo de amêndoas torradas
- ¼ de copo de castanhas-do-pará
- ¼ de copo de castanhas-de-caju torradas
- ½ copo de pasta de amendoim (*veja receita na página 77*)
- 2 col. (sopa) de água
- 12 tâmaras sem caroço
- 2 col. (sopa) de *gojiberry* (ou passas)

MODO DE PREPARO

1) Coloque as tâmaras de molho na água por, no mínimo, 10 minutos.
2) Bata no processador a pasta de amendoim, as tâmaras e a água. Reserve.
3) Bata as castanhas-de-caju, as amêndoas e as castanhas-do-pará.
4) Junte todos os ingredientes triturados em uma tigela. Acrescente a *gojiberry*.
5) Coloque a mistura em uma assadeira, moldando com as mãos.
6) Leve para a geladeira por uma hora, para que fiquem durinhas.

Creme de chocolate e avelã

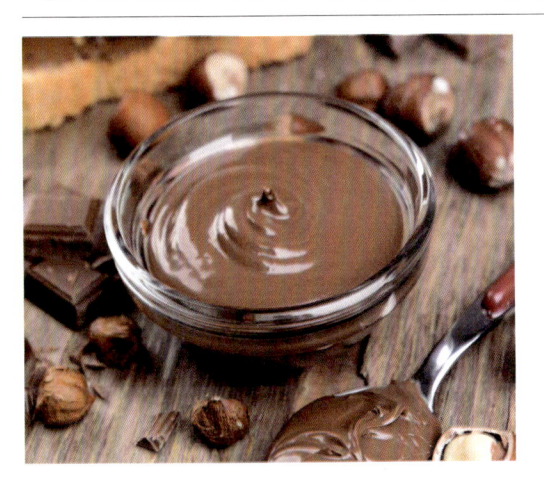

INGREDIENTES
- 1 xíc. (chá) de avelãs torradas e sem pele
- 115 g de chocolate amargo derretido
- 2 col. (sopa) de cacau em pó
- ½ xíc. (chá) de açúcar refinado
- ½ col. (café) de extrato de baunilha

MODO DE PREPARO
1) Primeiro, torre as avelãs no forno e deixe-as esfriar para depois tirar a pele. Para isso, preaqueça o forno a 180ºC e deixe assar por 12 minutos. Elas estarão prontas quando estiverem levemente amarronzadas.
2) Coloque as avelãs em um processador de alimentos até que fiquem como um creme.
3) Em seguida, adicione o chocolate derretido, o cacau, o açúcar e a baunilha, sem deixar de processar os alimentos.
4) Se não conseguir chegar na consistência desejada, adicione poucas gotinhas de azeite e processe até que chegue ao ponto ideal.
4) Coloque o creme de avelã caseiro em um pote de vidro e armazene na geladeira.

Manteiga *ghee*

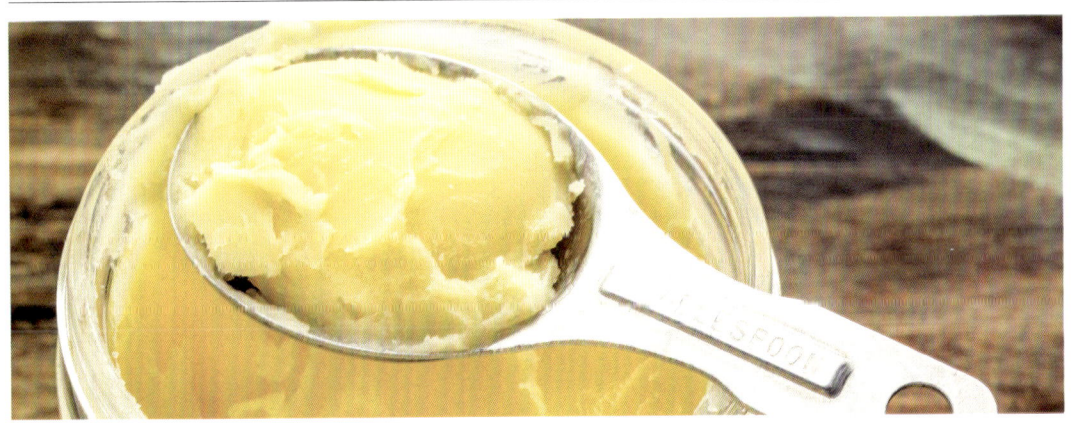

INGREDIENTES
- 250 g de manteiga sem sal

MODO DE PREPARO
1) Coloque a manteiga em uma panela e leve ao fogo médio, mais para alto. A manteiga derreterá até começar a ferver.
2) Observe que formará uma espuma e, em seguida, ela baixa. Quando formar a segunda espuma, aguarde alguns minutos e retire do fogo (formará uns cristais no fundo da panela, que é a lactose).
3) Após esfriar, coe e coloque em um vidro.
4) Deixe no freezer até endurecer e depois retire. Está pronta para usar. Armazene fora da geladeira por até seis meses.

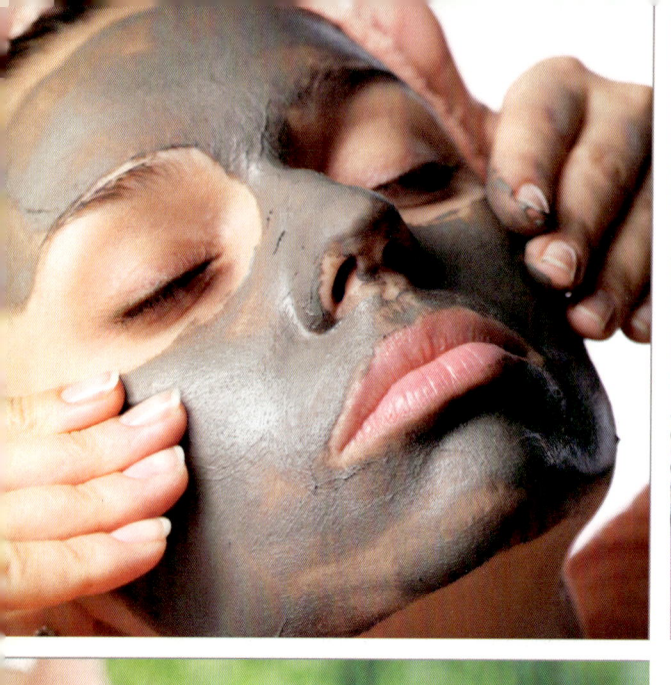

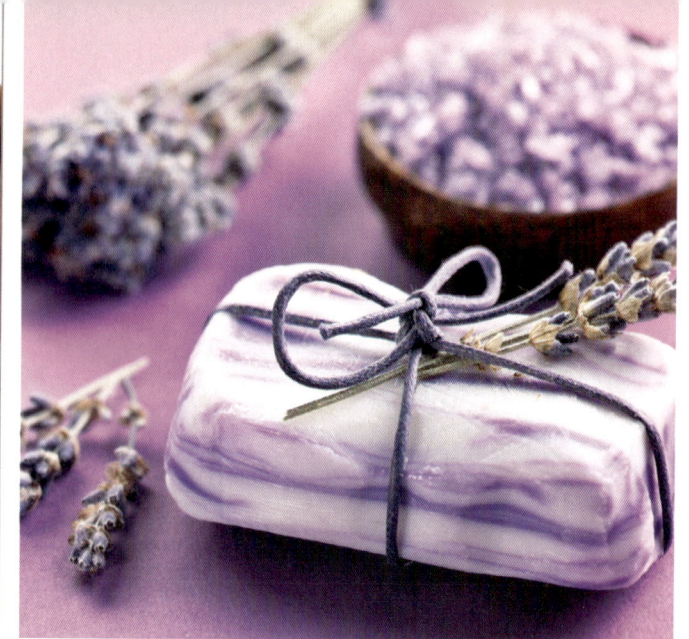

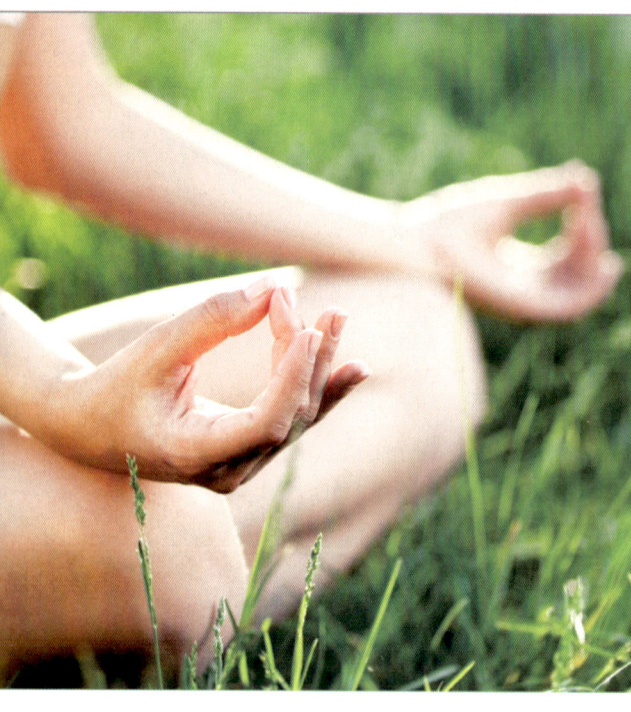

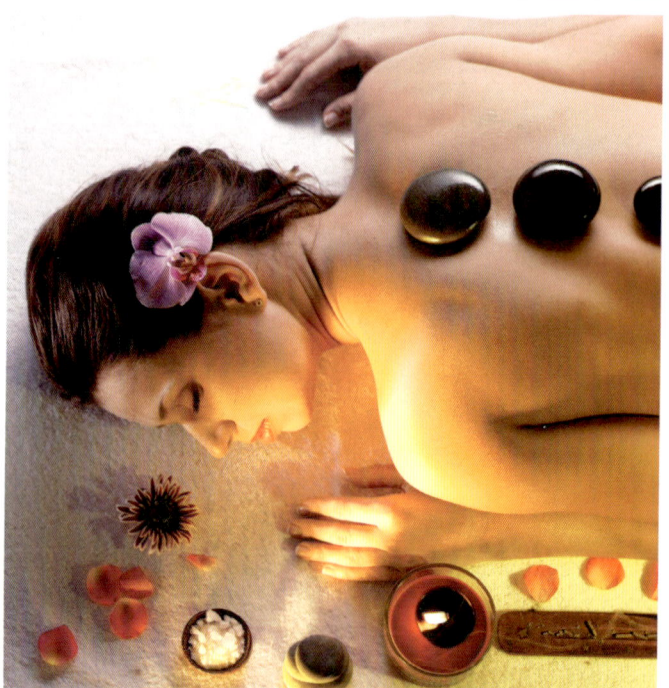

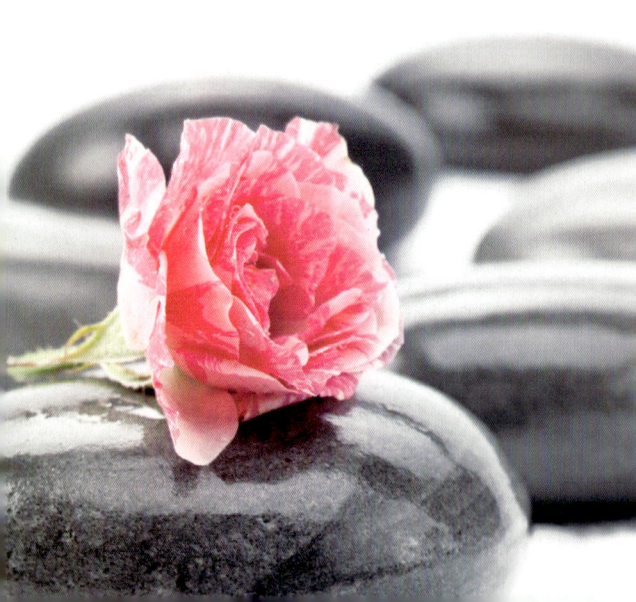

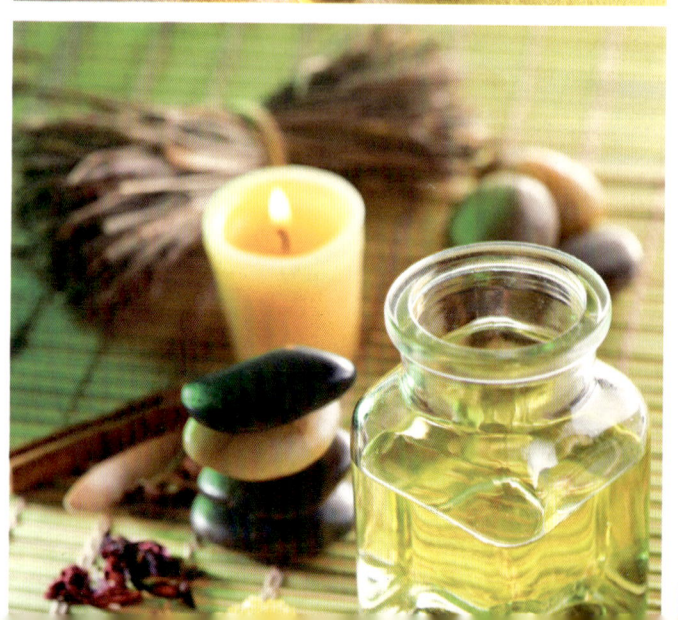

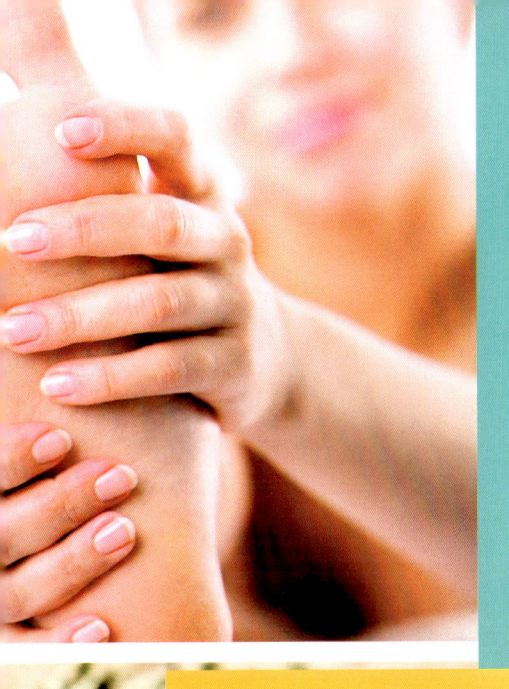

CAPÍTULO 5

CONHEÇA OUTRAS *terapias*

Práticas Integrativas e Complementares têm crescido no Brasil, e várias delas já estão disponíveis pelo Sistema Único de Saúde. Saiba quais são os benefícios e fundamentos de algumas especialidades

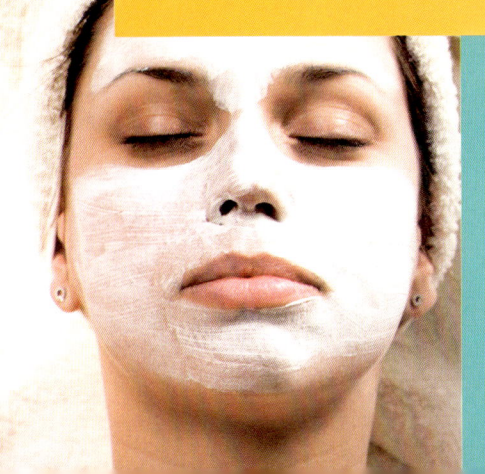

CAPÍTULO 5
OUTRAS TERAPIAS

Acrescente demanda de pacientes à procura de métodos de cura não convencionais e as recentes descobertas da ciência comprovando os benefícios que a maioria desses tratamentos pode trazer ao organismo levaram o Sistema Único de Saúde (SUS) a inserir diversos recursos terapêuticos em sua lista de serviços. A maioria foi incluída em 2017 à Política Nacional de Práticas Integrativas e Complementares (PNPIC), que reúne terapias voltadas à cura e prevenção de transtornos como depressão, ansiedade e pressão alta.

Esses procedimentos já eram oferecidos por vários municípios brasileiros, de acordo com dados do Programa de Melhoria do Acesso e da Qualidade na Atenção Básica (PMAQ-AB), mas, com as inclusões, o Ministério da Saúde passou a ter informações qualificadas dessas práticas. Desde a implantação das primeiras especialidades, em 2006, a procura e o acesso de usuários do SUS a tratamentos como homeopatia, fitoterapia e medicina tradicional chinesa cresceu exponencialmente. Hoje, cerca de 30% das Unidades Básicas de Saúde (UBSs) de todo o Brasil oferecem algum tipo de prática integrativa e complementar. Confira a seguir os fundamentos, aplicações e benefícios das principais modalidades disponíveis em hospitais e centros de atenção da rede pública.

> **INFORME-SE**
> Para descobrir quais Práticas Integrativas e Complementares (PICs) oferecidas pelo SUS estão disponíveis na sua região, a Coordenação Geral de Gestão da Atenção Básica (CGGAB) recomenda que cada cidadão entre em contato com a Secretaria de Saúde do seu município.

Acupuntura

A medicina tradicional chinesa promove tanto o tratamento quanto a prevenção de doenças por meio de práticas milenares. Uma delas é a acupuntura, que consiste na aplicação de agulhas em regiões específicas do corpo para tratar problemas físicos e emocionais.

Embora essa técnica já seja reconhecida pelo SUS há 27 anos, o maior acesso ao tratamento só veio com a implementação da PNPIC, em 2006. Desde então, várias cidades passaram a oferecer a acupuntura na rede pública. É o caso de Campo Verde (MS), onde o grande número de queixas de dor na coluna nas Unidades Básicas de Saúde Fluviais (UBSF) levou à criação de um Grupo de Lombalgia que lança mão das agulhas para aliviar dores nas costas. Os resultados foram imediatos e o uso da técnica na Atenção Básica ainda reduziu o número de encaminhamentos de média complexidade.

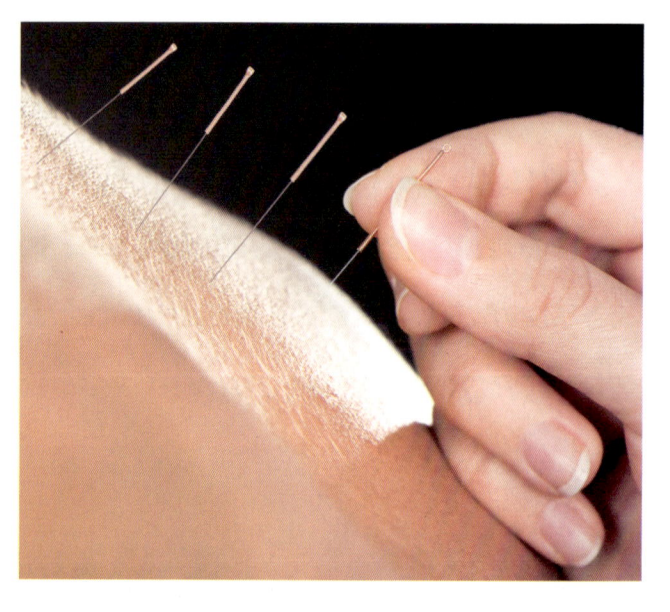

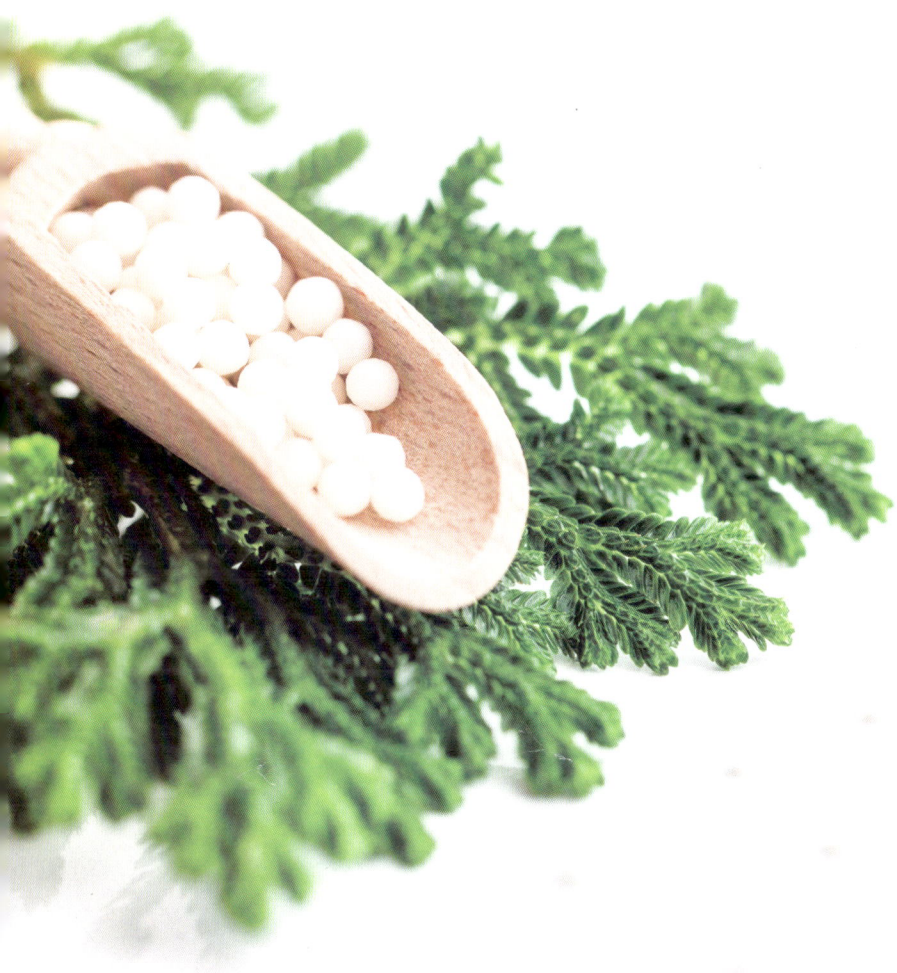

Homeopatia

Criada no fim do século XVIII pelo alemão Samuel Hahnemann, a homeopatia baseia-se no princípio de que todas as substâncias presentes na natureza são capazes de curar os mesmos sintomas que produzem. Para tanto, são administradas doses altamente diluídas, geralmente na forma de comprimido, com o objetivo de estimular o sistema de cura natural do organismo.

Essa terapia tem efeitos positivos em casos de doenças crônicas não transmissíveis, problemas respiratórios, alergias e transtornos psicossomáticos. No entanto, o assunto não é bem compreendido pela população. Por isso, o Centro de Práticas Integrativas e Complementares (CPIC) criou o chamado Acolhimento: reuniões feitas antes do início do tratamento homeopático — indicado por um médico conveniado ao SUS — para esclarecer dúvidas relacionadas à prática.

Musicoterapia

O musicoterapeuta lança mão de instrumentos musicais, canto e ruídos para compreender as necessidades físicas, emocionais, sociais e cognitivas de cada indivíduo, estimulando a expressão dos sentimentos por meio dos sons. Embora pareça lúdica, a atividade tem resultados efetivos para a redução do estresse e o alívio de dores agudas ou crônicas, além de ser indicada a pacientes com Alzheimer, doenças cardiopulmonares, dependência química e lesões cerebrais.

Em Campo Grande (MS), a Unidade Básica de Saúde da Família usa a musicoterapia em atividades práticas do Programa de Residência em Enfermagem Obstétrica da Universidade Federal de Mato Grosso do Sul. Além de relaxar e diminuir o constrangimento de mulheres durante os exames, a iniciativa fez crescer a procura por esses procedimentos preventivos, imprescindíveis à saúde feminina.

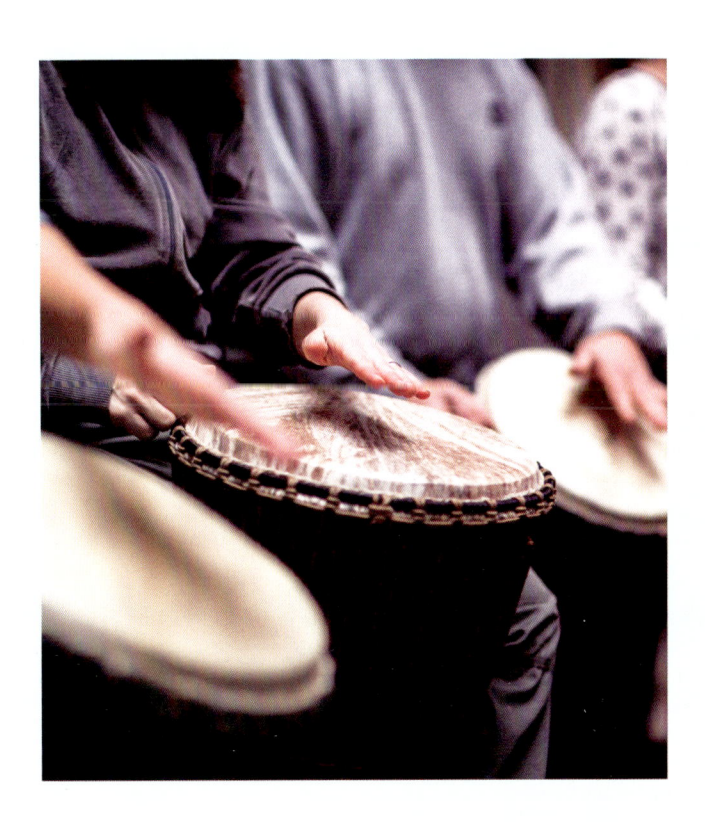

Shantala

De origem indiana, a *shantala* consiste no contato físico e harmônico entre mãe e bebê por meio de uma massagem milenar feita com óleo. Além de reforçar o vínculo familiar, a prática traz uma série de benefícios à criança, como o controle das cólicas típicas da idade e uma significativa melhora da insônia, digestão, circulação, tonicidade muscular e do sistema imunológico. A técnica foi difundida no Ocidente pelo obstetra francês Frederick Leboyer, durante a década de 1970.

Devido ao grande número de nascimentos na região, a equipe de Saúde da Criança do Centro de Saúde Campo Belo (SP) passou a promover encontros de mães e bebês com profissionais especializados em sessões de *shantala*. Logo nas primeiras massagens foi possível perceber mudanças no comportamento dos pequenos, como melhor aceitação ao toque e profundo relaxamento.

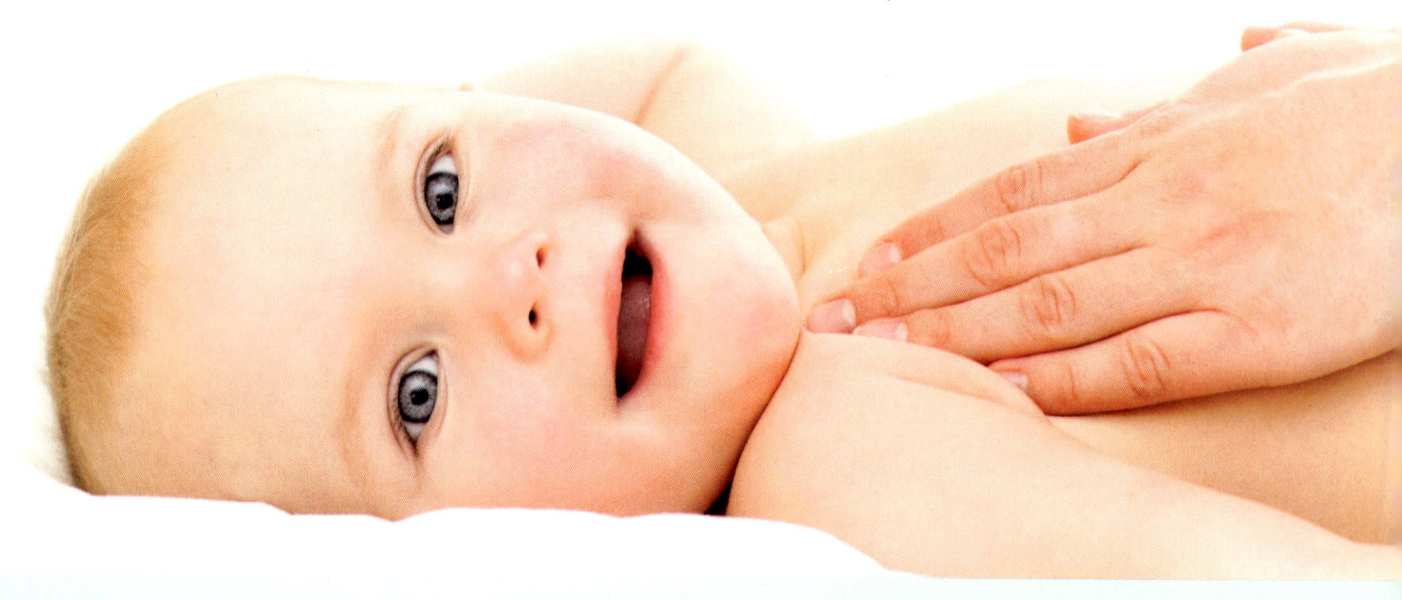

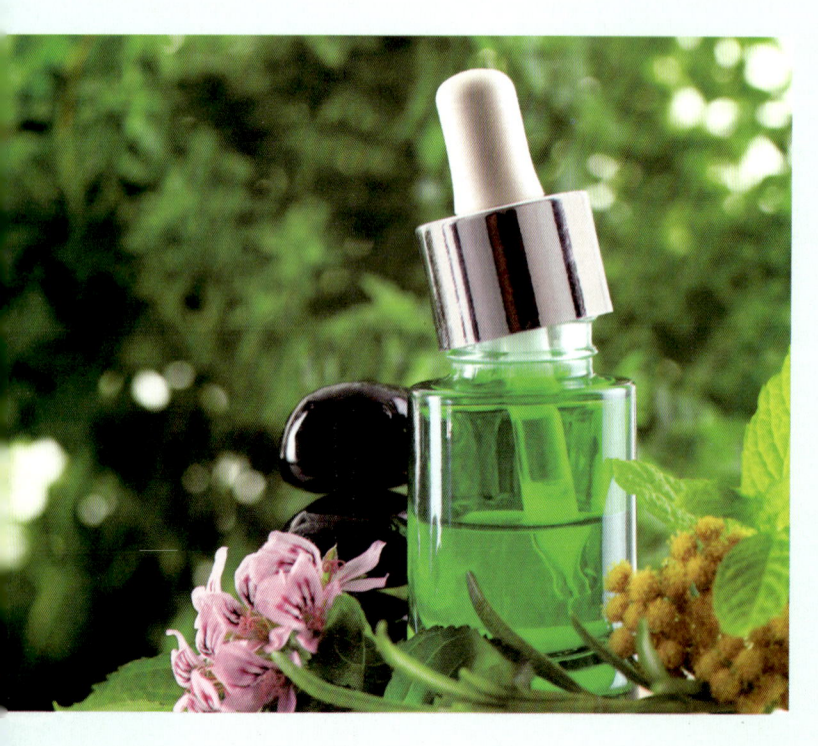

Naturopatia

Parte da premissa de que o ser humano tem uma capacidade intrínseca de autocura. Por isso, os naturopatas estudam o corpo, a mente e todo o histórico de vida do paciente para chegar às causas do sofrimento. Depois, recorrem a técnicas como nutrição, mudanças de comportamento, homeopatia, acupuntura e fitoterapia para tratar os problemas.

Indicada a pessoas de todas as idades, a naturopatia pode ajudar no alívio de enxaquecas, bronquite, alergias, dores menstruais, úlceras, entre outras condições crônicas e agudas. A duração dos tratamentos varia de acordo com a profundidade do processo de investigação de cada paciente e com o quanto ele está disposto a mudar seus hábitos para ser agente da própria cura.

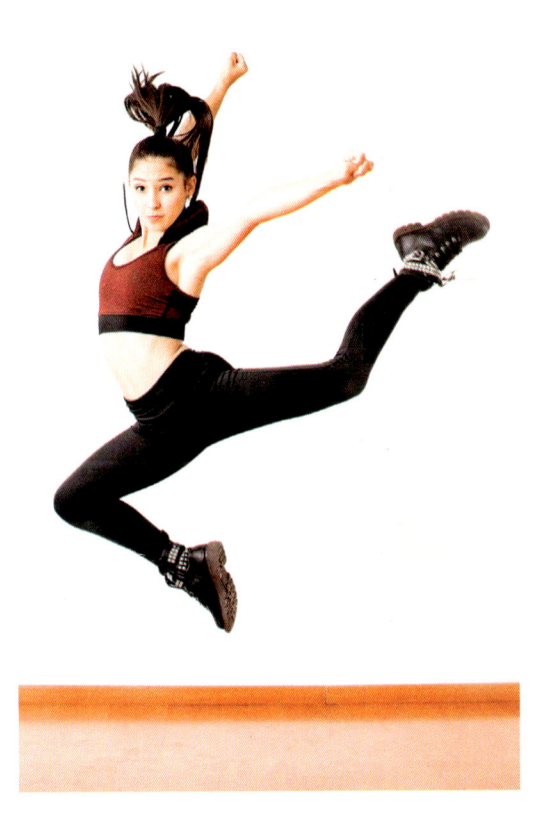

Biodança

Trata-se de um sistema que visa favorecer o desenvolvimento humano por meio de vivências integrativas conduzidas por música e dança. Mais do que dar atenção aos movimentos, ao aspecto físico e à sincronia dos participantes, essa terapia procura desenvolver a evolução do indivíduo em seu aspecto emocional.

Sem restrições de idade, a prática estimula o olhar para o corpo, a mente e as emoções. Seus exercícios relaxantes ajudam o praticante a ganhar mais qualidade de vida e produtividade, além de espantar o estresse e a ansiedade. A técnica é oferecida pelo SUS por meio de programas de promoção e prevenção em saúde. Um exemplo efetivo é o grupo Dançando a Vida, parte do Projeto Institucional do Centro de Atenção Psicossocial (CAPS) Boa Vista, no Paraná, que por dois anos usou a biodança para reabilitar e reinserir socialmente pessoas com transtornos mentais.

Arteterapia

O método se baseia no uso de diversas formas de expressão artística com finalidades terapêuticas para a promoção de saúde e qualidade de vida. Hoje, a modalidade abrange as linguagens plástica, sonora, dramática, corporal e literária por meio de técnicas de pintura, música, modelagem, entre outras.

Além de complementar tratamentos médicos, a arteterapia tem ganhado espaço também nos âmbitos educacional e comunitário. Em João Pessoa (PB), o Centro de Práticas Integrativas e Complementares Equilíbrio do Ser usa a arte para tratar casos psiquiátricos como Síndrome do Pânico e Transtorno de Ansiedade Generalizada. Para cuidar destes e de outros pacientes com transtornos mentais, os profissionais lançam mão de colagens, desenhos com lápis de cera, pinturas a guache, expressão corporal, construção de mandalas e tudo mais que a imaginação permitir.

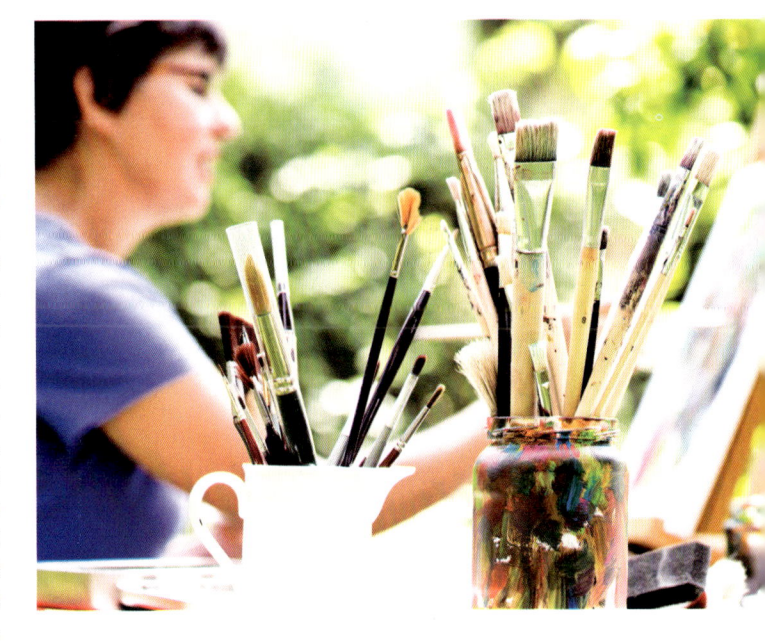

OUTRAS TERAPIAS

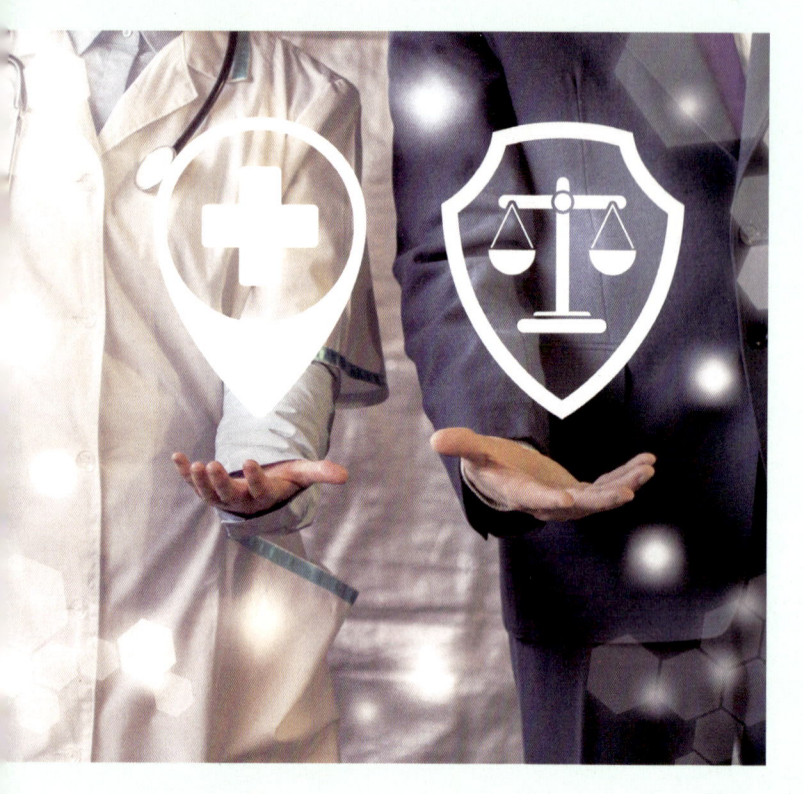

Medicina antroposófica

Considerada uma ampliação da arte médica em um sentido mais integral, com base em critérios da Ciência Espiritual Antroposófica, a modalidade vai muito além dos exames físicos, levando em conta também o desenvolvimento emocional, o estado psicológico e toda a história de vida do paciente.

O tratamento pode envolver medicamentos baseados em homeopatia ou fitoterapia, sessões de arteterapia e fórmulas da farmácia aplicada pela Antroposofia. Esses preparados têm sempre origem mineral, vegetal ou animal e nunca são sintéticos, embora o especialista consultado possa receitar também remédios alopáticos, se necessário. Mais do que a medicação adequada, o profissional prescreve orientações alimentares, de estilo de vida e de saúde em geral.

Quiropraxia

Essa terapia manipulativa ajuda a diagnosticar, tratar e prevenir desordens nos sistemas nervoso, muscular e ósseo. O objetivo é avaliar, identificar e corrigir as subluxações vertebrais e os maus funcionamentos das articulações, que podem afetar o mecanismo da coluna e a função neurológica do paciente.

Por isso, a técnica foca mais a solução da causa do problema do que seus sintomas. Em vez de prescrever remédios ou procedimentos cirúrgicos, o profissional quiroprata age para buscar o funcionamento correto da mecânica do corpo. Durante o atendimento, o especialista ainda pode indicar uma série de exercícios específicos para auxiliar na reabilitação do paciente, oferecer orientações sobre nutrição e sugerir outras práticas que potencializem os benefícios da quiropraxia.

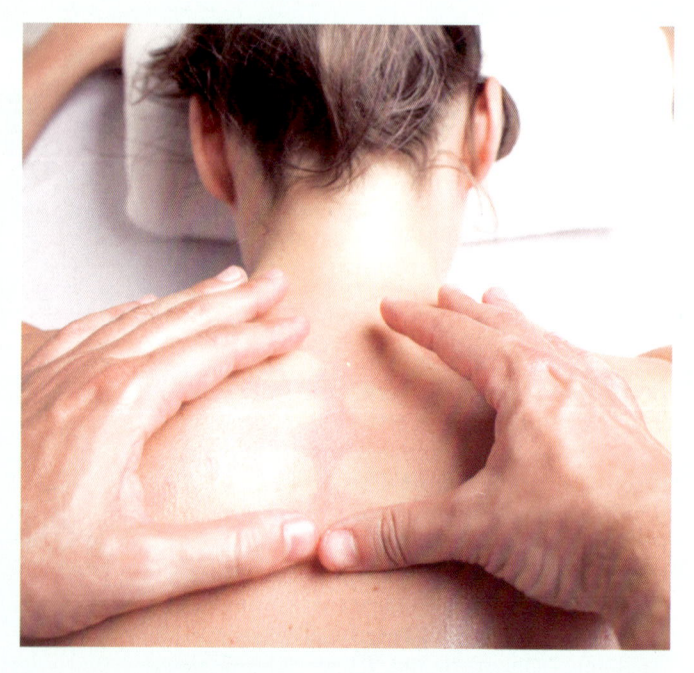

Reiki

Baseada no conceito de que uma energia invisível flui dentro de todo ser vivo, a filosofia do reiki considera que, se essa força estiver sempre em alta, a pessoa será mais capaz de se manter saudável e feliz. Dentro desse contexto, desenvolveu-se um sistema natural de harmonização e reposição energética que visa a manter a saúde e promover a cura. Para tanto, a técnica usa a imposição das mãos por meio de toque ou aproximação, na qual o terapeuta passa a energia vital do universo para o paciente através dos seus chacras, proporcionando sensações de paz, segurança e bem-estar. No Rio de Janeiro, uma parceria da CAP 3.2 com o Hospital Maternidade Carmela Dutra já beneficiou centenas de funcionários de ambas as entidades com atendimentos de reiki. Feito por voluntários, o projeto tem como objetivo diminuir a carga de estresse e ansiedade dos profissionais da saúde.

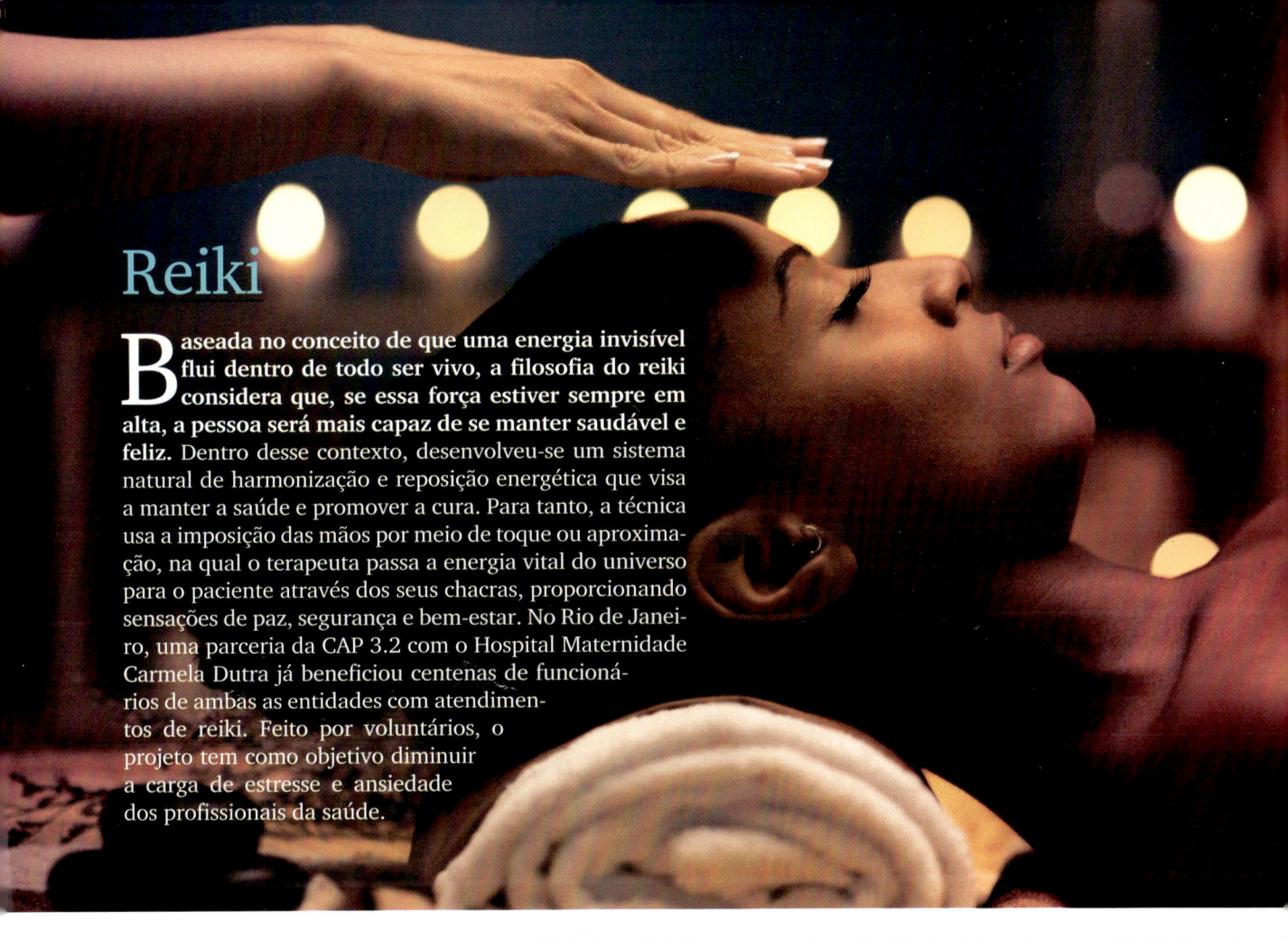

Terapia comunitária integrativa

Criada no Brasil pelo psiquiatra Adalberto de Paula Barreto na década de 1990, essa terapia praticada em grupo consiste em uma roda de partilha de experiências e sabedoria, na qual o acolhimento e o respeito são fundamentais. A abordagem tem como finalidade promover a atenção primária em saúde mental dentro de uma comunidade.

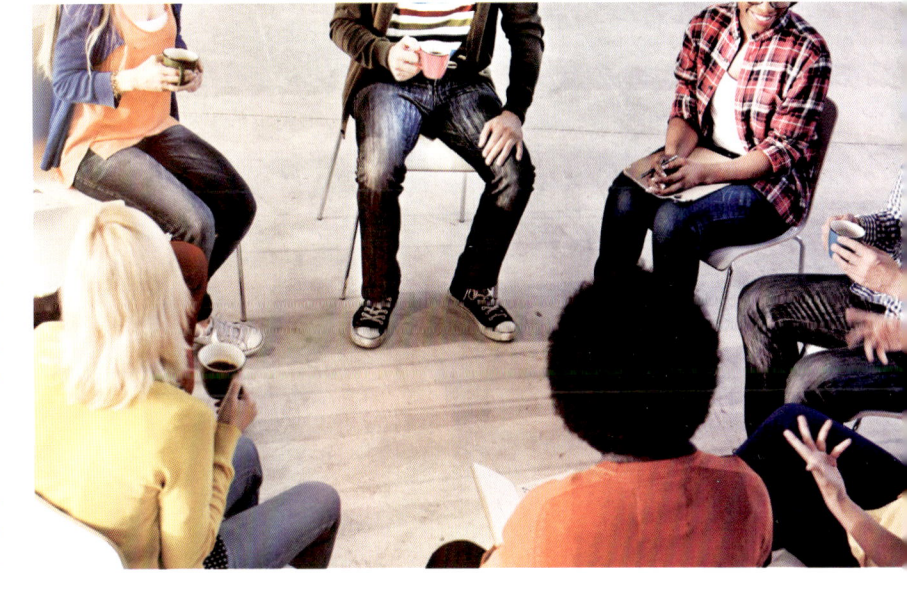

Ao oferecer um espaço para a expressão sem risco de julgamentos e exclusão, a Terapia Comunitária Integrativa favorece o resgate cultural e a autoestima de populações. Oferecida no SUS por meio de programas de Promoção e Prevenção em Saúde, a terapia já beneficiou diversos pacientes do Centro de Atenção Psicossocial Gutemberg Botelho, em João Pessoa (PB). Juntos, eles trabalharam estratégias de superação para questões como tristeza, solidão, ansiedade e revolta.

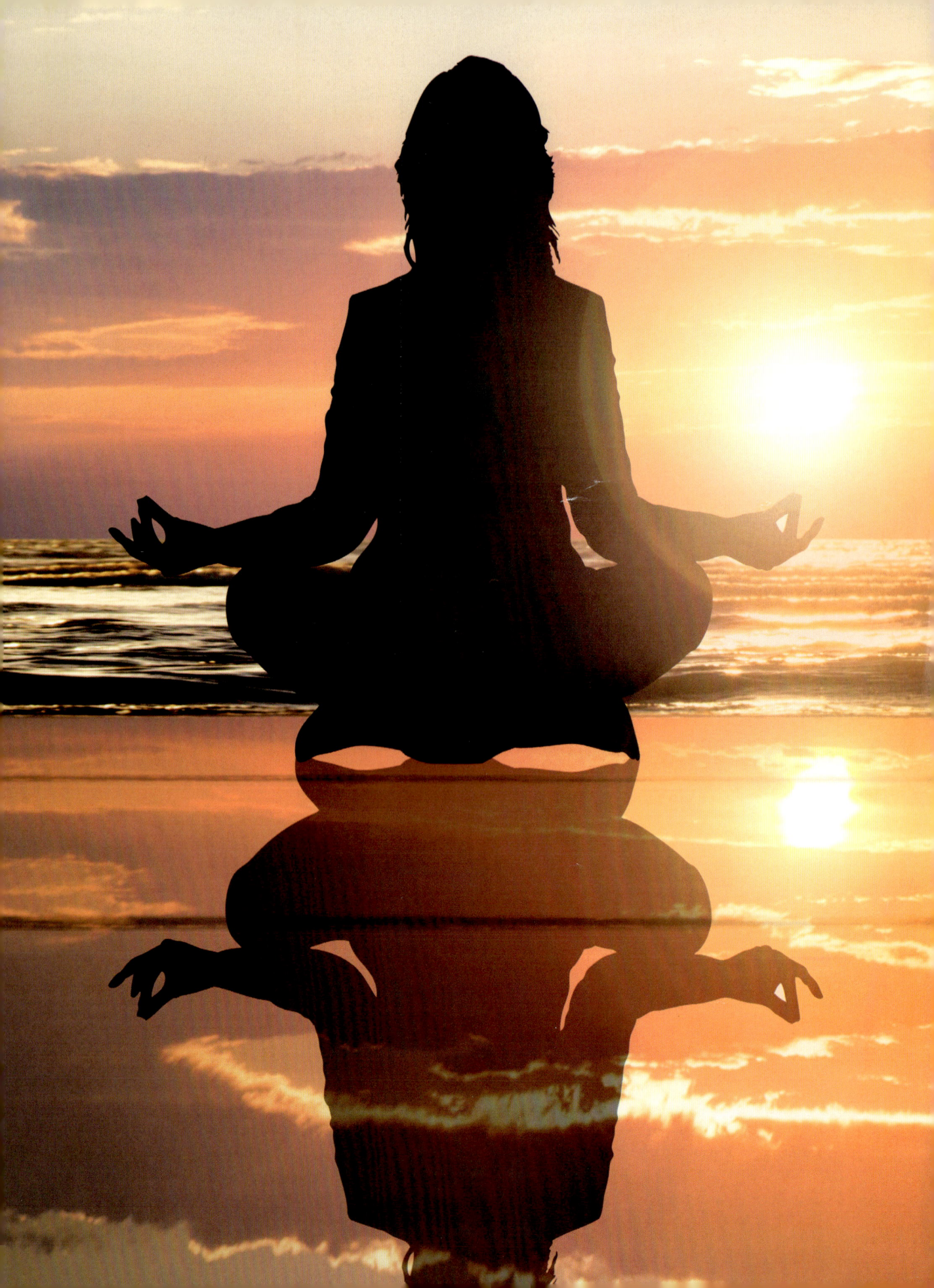

CAPÍTULO 6

EM CASO DE DÚVIDAS, *consulte aqui*

Especialistas respondem as perguntas mais frequentes sobre os princípios, benefícios e aplicações do Ayurveda

CAPÍTULO 6
EM CASO DE DÚVIDAS,
CONSULTE AQUI

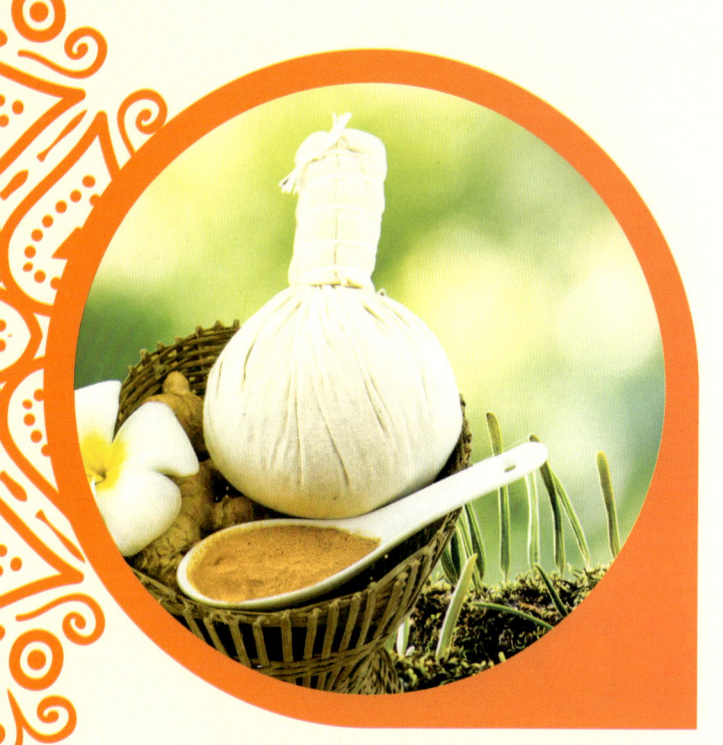

As pessoas buscam as clínicas de Ayurveda para alcançar a cura natural?

Sim. "Na Índia existem mais de 500 clínicas e hospitais dedicados somente à medicina ayurvédica, que tratam crianças, adultos e idosos apenas com esta racionalidade médica indiana. No Brasil, o Ayurveda é considerado uma terapia alternativa que vem ganhando atenção pela sua abordagem eficaz e suave, sem os deletérios efeitos colaterais das drogas alopáticas", pontua o médico reumatologista Aderson Moreira da Rocha, especialista em Ayurveda pela Associação Brasileira de Ayurveda (ABRA) e pela Arya Vaidya Pharmacy (AVP), na Índia.

Há comprovação de que alguma pessoa tenha sido curada com o Ayurveda?

"Na Índia, acompanhei muitos pacientes que ficaram curados com o tratamento ayurvédico por meio das suas terapias naturais: fitoterapia (uso terapêutico das plantas medicinais), dieta equilibrada, oleações através das massagens, métodos de sudação, mudanças no estilo de vida, terapia de desintoxicação, ioga e meditação. Os médicos indianos relatam curas em diferentes tipos de distúrbios físicos, mentais e emocionais. Porém, o mais importante é que a abordagem deve ser feita de forma individualizada", afirma Rocha.

Qual é o objetivo da alimentação ayurvédica?

Nutrir nosso ser (mente, corpo e emoção), levando em consideração as diferenças naturais de cada indivíduo. Cada um de nós possui uma natureza energética alimentar que no Ayurveda chamamos de dosha. Ao conhecer sua natureza, é possível adequar sua alimentação e rotina a essas características pessoais, possibilitando melhor equilíbrio, desempenho e maior disposição para viver.

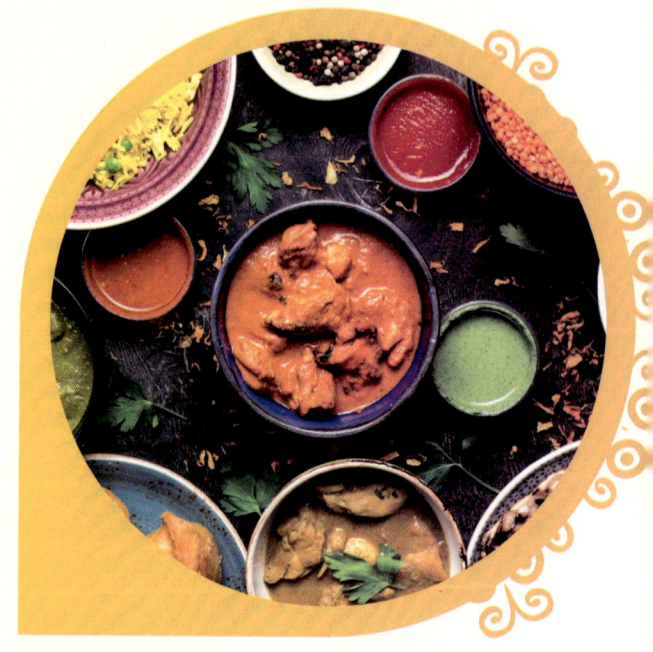

Como é feita a indicação de cardápio para cada indivíduo?

Segundo a chef Silvia Perotti, especialista em alimentação ayurvédica, o cardápio é baseado nas características e necessidades individuais, e leva em consideração a época do ano, o estilo de vida e a idade da pessoa. Os alimentos são escolhidos de acordo com a disponibilidade da estação, sua energia e o sabor.

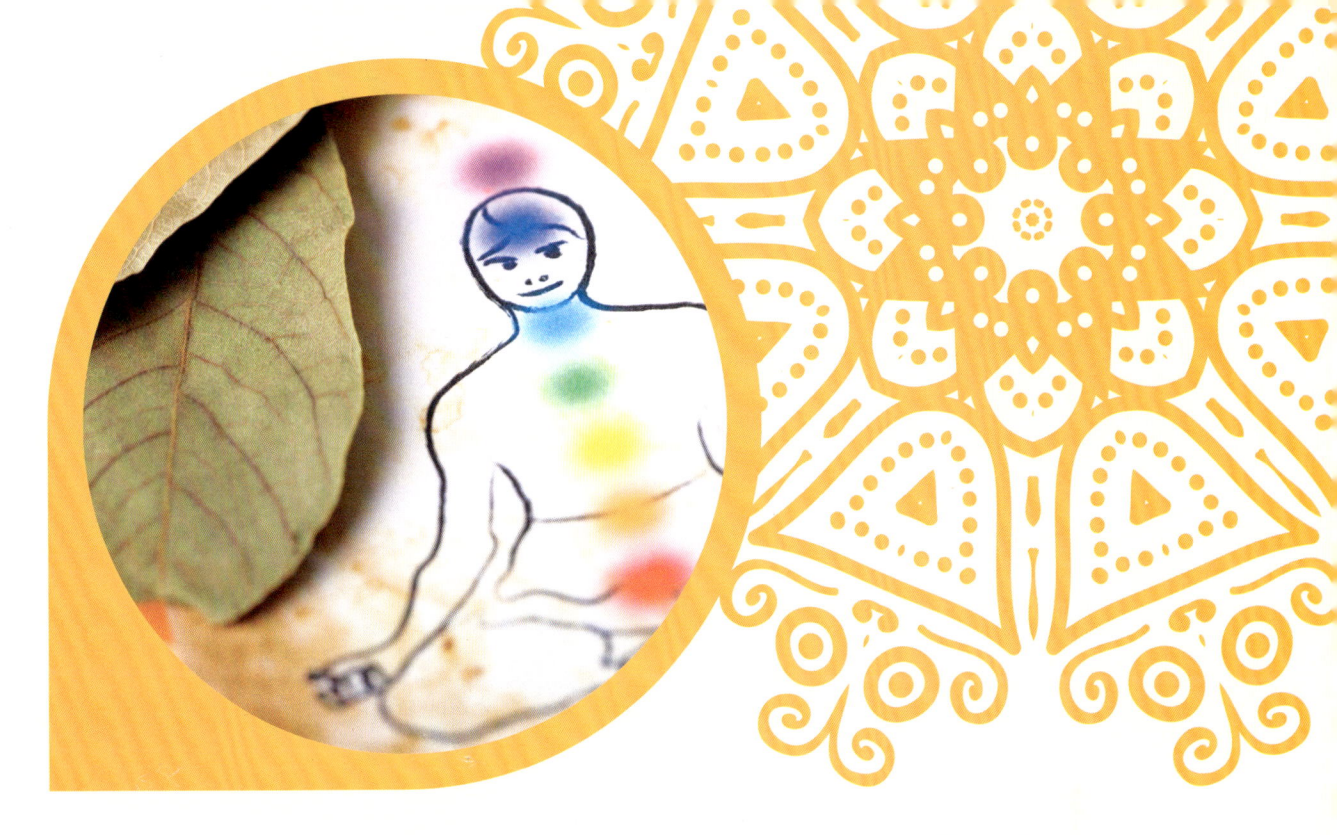

Qual a maior diferença dessa prática indiana para a medicina tradicional?

"O Ayurveda é uma medicina tradicional indiana. Já a medicina ocidental nada tem de tradicional, mas sim uma racionalidade fundamentada na metodologia científica", diz Rocha. Segundo ele, a prática indiana é fundamentada em uma filosofia, enquanto que a alopatia baseia-se em evidências científicas. "O Ayurveda olha a pessoa e seus desequilíbrios. A medicina ocidental, cartesiana e reducionista, observa apenas a doença, sem levar em conta o indivíduo", conclui.

As pessoas usam apenas o Ayurveda ou trata-se de um complemento à alopatia?

Em muitos casos, pode-se utilizar o Ayurveda como principal tratamento ou, em casos graves, fazer uma associação com a medicina ocidental. "Tratamos muitos pacientes com câncer associando a medicina ayurvédica à alopatia para melhorar a vitalidade, a qualidade de vida e também suavizar os efeitos colaterais da quimioterapia", diz Rocha. Segundo ele, Ayurveda é a medicina do estilo de vida, ou seja, a ênfase principal é a rotina diária de hábitos saudáveis que devem ser recomendados de acordo com os nossos desequilíbrios metabólicos.

Há alguma contraindicação aos medicamentos ayurvédicos?

Embora algumas pesquisas tenham sido feitas, faltam conclusões sólidas a respeito da eficácia, segurança, interações medicamentosas e efeitos colaterais de produtos fitoterápicos comumente utilizados pela medicina ayurvédica indiana. Um estudo realizado nos Estados Unidos apon-

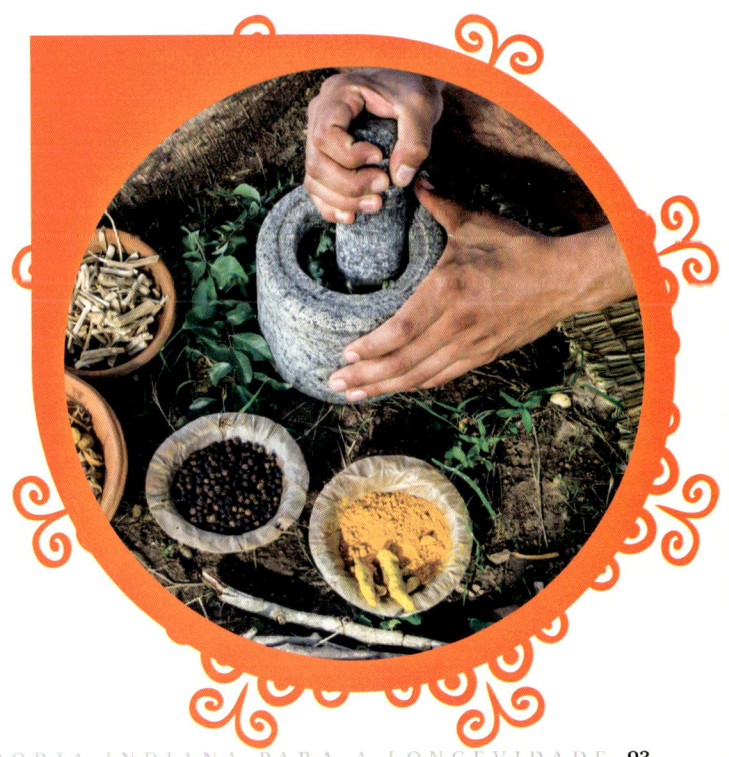

CAPÍTULO 6
EM CASO DE DÚVIDAS, CONSULTE AQUI

tou a presença de chumbo, mercúrio e até arsênico em 14 dos 70 remédios mais usados no Ayurveda. Todos esses produtos haviam sido fabricados no sul da Ásia. Mas, no geral, os medicamentos ayurvédicos não apresentam contraindicações, desde que sejam utilizados com parcimônia, seguindo as orientações de um profissional especializado, que deverá "estudar" o paciente a fim de indicar plantas que curem ao invés de agravar ainda mais os *doshas* em desequlíbrio.

Que atitudes podemos adotar no dia a dia para ter mais saúde e equilíbrio?

Segundo o médico reumatologista Aderson Moreira da Rocha, especialista em Ayurveda, a alimentação deve ser rica em produtos locais e da estação do ano em que nós vivemos. Encontramos estes alimentos em feiras orgânicas. O ioga e a meditação também proporcionam mais equilíbrio, assim como a adoção de hábitos considerados bons para a saúde física e mental, como ter uma boa noite de sono e, de preferência, dormir e acordar cedo. Para desintoxicar, Rocha dá a dica: "Em jejum, tome um copo de água cheio, com cinco a dez gotas de limão". Outra recomendação é, um dia por semana, ou de 15 em 15 dias, evitar alimentos de origem animal e consumir muitas frutas, verduras e legumes para limpar o organismo.

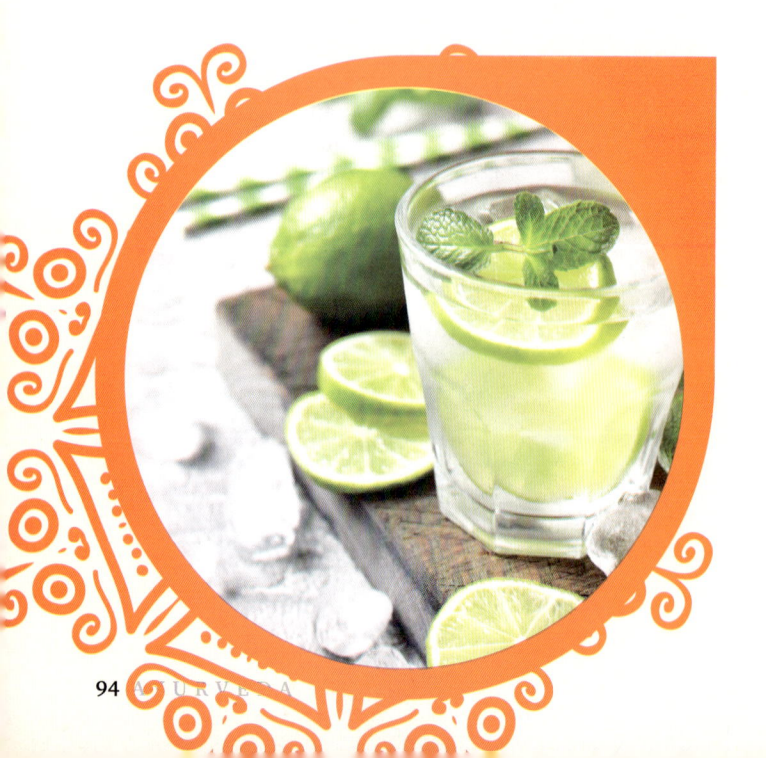

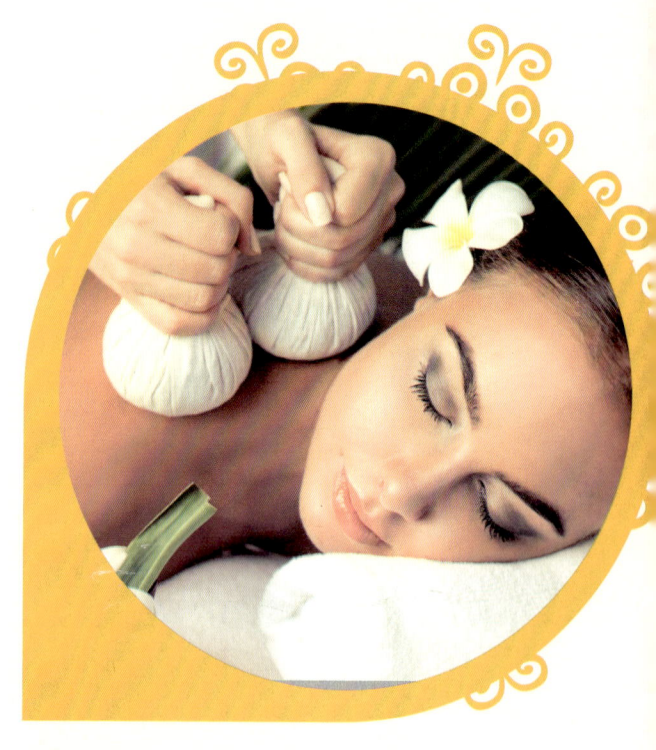

Qual o maior diferencial da alimentação ayurvédica?

Os segredos são variedade e observação. "Nosso corpo fala, sabe aquilo que nos faz bem. A alimentação ayurvédica é preventiva e promove a recuperação, basta estar alerta para os sinais. Nossas sensações durante e após as refeições, a qualidade do sono e todas as fases do nosso processo digestivo são a chave", explica a *chef* Silvia Perotti, especialista em culinária ayurvédica. E completa: "Quando fazemos uma prescrição, não só montamos um cardápio como também damos suporte ao indivíduo no seu processo de autoconhecimento. É esse conceito ayurvédico que permite transformar uma recomendação alimentar em estilo de vida".

O Ayurveda ajuda a emagrecer?

A alimentação não tem como objetivo o emagrecimento, e sim o equilíbrio do corpo. A redução de peso — se for o caso — pode ser resultado de uma dieta saudável, equilibrada, aliada à qualidade de vida. "A alimentação ayurvédica não deve ser entendida como dieta, mas como um estilo de vida, onde se busca o respeito aos itens da natureza e às características de cada indivíduo. As pessoas acabam emagrecendo quando elas simplesmente abdicam do processo de controle. Aceitar a própria natureza é também sair de processos restritivos, que normalmente geram compulsão", diz Silvia.

Por que as oleações são tão importantes em uma rotina ayurvédica?

As oleações são utilizadas em casos de Vata e Pitta e estes são os doshas mais associados a doenças contemporâneas. Uma oleação diária é excelente para os cabelos, beneficia a pele, previne o envelhecimento, alivia dores e promove a qualidade do sono.

A culinária ayurvédica é indicada para qualquer pessoa?

Sim. Vegetarianos, veganos, 'carnívoros', pessoas comuns ou com necessidades especiais. "Ayurveda é o retorno ao que é simples. É o caminho para a realização pessoal através do nosso próprio potencial", afirma Silvia.

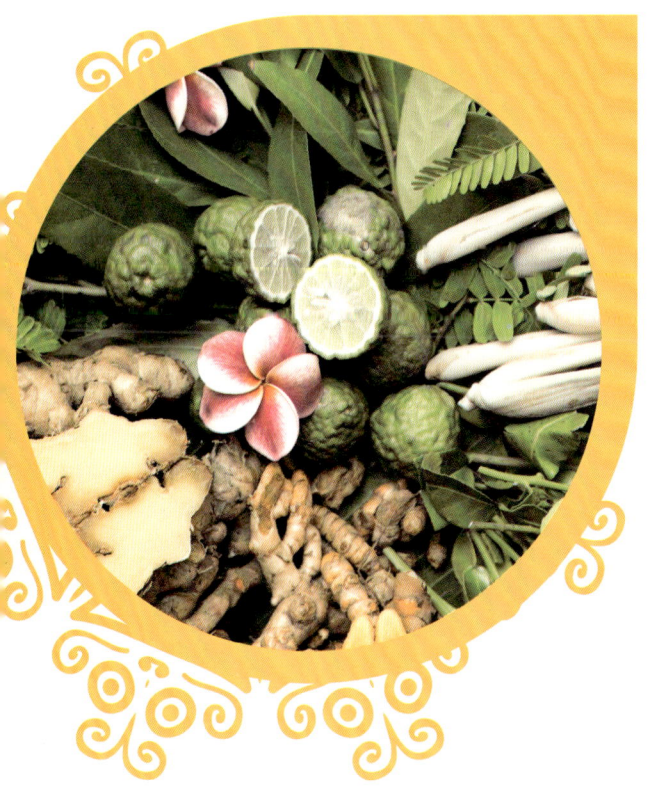

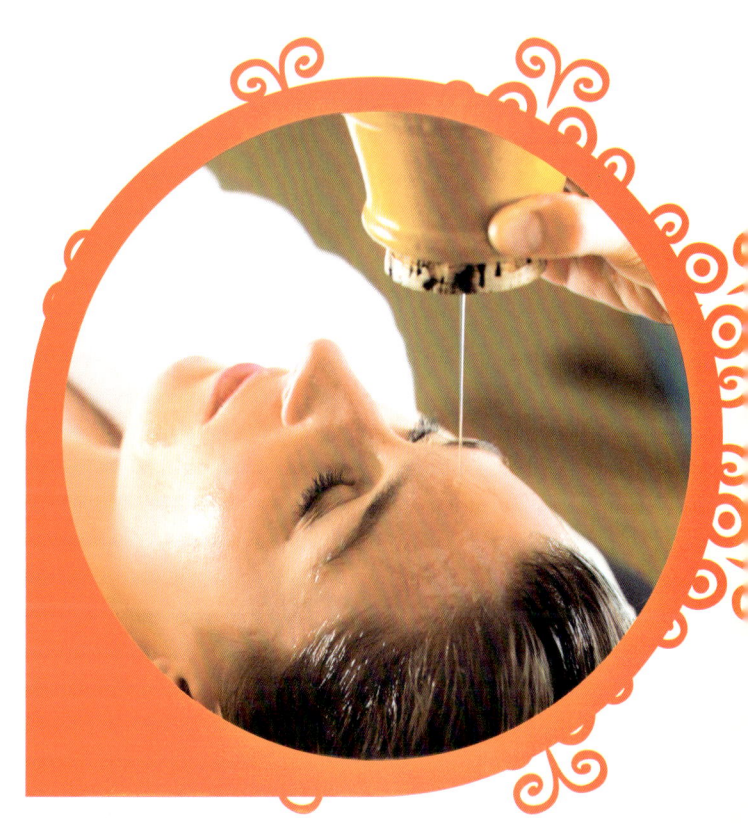

O que é o método *Annapurna*?

Esse método tem o objetivo de criar uma ponte entre o conhecimento milenar do Ayurveda e a cultura ocidental. "Ele consiste em dar ferramentas de auto-observação, e promove a transferência de conhecimento com uma didática simples e objetiva. No processo, a pessoa aprende a reconhecer, por meio das reações de seu próprio corpo, o que é bom e o que é ruim, sem restrições e sem culpas", diz a especialista em culinária ayurvédica Silvia Perotti. O método se aplica a qualquer estilo de vida e idade, oferecendo subsídios para uma mudança de hábitos que seja duradoura e baseada na realidade de cada indivíduo.

Os fitoterápicos podem ser benéficos para quem tem predomínio de um determinado *dosha* e prejudiciais para quem tem prevalência de outro?

Sim. As plantas medicinais têm indicações e contraindicações. "No Ayurveda, semelhante aumenta semelhante. Se você recomendar uma planta quente para um paciente com agravação de Pitta (fogo), por exemplo, poderá piorar o quadro clínico", diz Rocha.

ÍNDICE REMISSIVO

A
Abhyanga 23, 52
Açafrão-da-terra 36, 47
Acupuntura 11, 13, 84
Afrodisíacos 21, 38, 44, 45, 48
Agada Tantra 21
Agni 23, 62, 63
Alergias 22, 37, 45, 46, 55, 75
Alimentação 10, 13, 24, 36, 38, 60 a 81, 92 a 95
Alimento industrializado 10, 39, 74 a 81
Alongamento 12
Ama 23, 58, 62, 63
Ansiedade 36, 46, 48, 49, 55, 59
Aranyaka 16
Aromaterapia 11
Astanga Hridayam 16
Arteterapia 87
Artrite 43 a 49
Atharvaveda 16
Atividades físicas 11, 12, 13, 24, 25, 36, 38, 56
AVC 12

B
Babosa 45
Bala Tantra 21
Bhuta Vidya 21
Biodança 87
Brahmi 48
Budismo 16

C
Caminhada 12, 56
Câncer 75, 43, 45, 47, 49
Canela 36, 44
Capim-limão 36, 49
Cardamomo 37, 56
Cérebro 11, 37, 59, 75
Charaka 16, 40
Circulação 13, 43, 44, 49, 52, 53, 56, 57
Cirurgia 21
Coentro 36, 45
Cominho 36, 46
Culinária ayurvédica 24, 60 a 81
Cúrcuma 36, 39, 47
Curry 36, 73

D
Deepak Chopra 13, 55, 98
Depressão 12, 49, 55, 56
Desintoxicação 45 a 49, 56, 58
Diabetes 11, 12, 38, 44, 45, 58, 74

Diagnóstico 20, 21, 27
Digestão 13, 39, 43 a 49, 62 a 64
Dinarchaya 20, 24
Disfunção erétil 21, 38, 44 a 48
Doshas 23, 26 a 33, 42 a 73, 92 a 95
Doenças cardiovasculares 11, 12, 37, 74
Doenças gastrointestinais 43 a 49
Dor de garganta 36, 44, 45
Drenagem linfática 56

E
Elementos 25
Enfarte 13
Equilíbrio 12, 13, 21, 22, 26 a 33
Esclerose 22, 43
Esfoliação 57
Estresse 11, 12, 39, 43, 46, 48, 49, 56

F
Fadiga 12, 46, 48, 56, 62
Fígado 10, 45 a 48
Fitoterapia 36, 38, 40 a 49, 92 a 95
Florais 11
Fogo digestivo 23, 62, 63
Funcho 44

G
Garshana 57
Gengibre 36, 37, 43
Ginseng indiano 38, 43
Glossário 23
Gravidez 21, 43 a 45, 49

H
Hinduísmo 16
Hipertensão 12, 13, 44 a 49, 55, 58, 74
História do Ayurveda 16, 17 e 98
Homeopatia 85

I
Imunidade 11, 13, 21, 36, 47
Insônia 11, 39, 43 a 46, 48, 56
Ioga 13, 36, 38, 39, 54, 56
Iogaterapia 54
Irritabilidade 13

K
Kapha 29, 33, 42 a 49, 56, 57, 63, 67
Kashyapa 21
Kayachikitsa 21

L
Lábios 27
Libido 56
Limão 36, 37
Língua 27, 42, 62
Longevidade 22

M
Malva-branca 46
Massagem 36, 39, 52
Medicina Antroposófica 88
Medicina Integrativa 13
Meditação 11, 13, 20, 36, 38, 39, 55, 56
Mel 37, 49
Memória 11, 21, 38, 39, 43, 47, 55
Menopausa 37, 45
Musicoterapia 85

N
Nasya 58
Naturopatia 86
Neem 49
Neerabhyanga 56
Netra Basti 59
Noz-moscada 36, 38, 48
Nutrição 62, 63, 74, 75

O
Obesidade 11, 47, 49, 57, 58, 62, 74, 94
Oleações 38, 42, 59, 95
Osteoporose 37, 44

P
Panchakarma 22, 37, 58
Parkinson 38, 48
Pediatria 21
Pimenta 36, 37
Pitta 29, 32, 36, 43 a 49, 56, 59, 63, 66
Plantas adaptógenas 98
Plantas medicinais 38, 40 a 49, 92 a 95
Pó-de-mico 38
Pranayama 37, 54
Prakriti 23, 26, 27
Problemas de pele 22, 43 a 49, 53
Problemas respiratórios 43 a 49, 55
Psiquiatria 21
Pulso 23, 27, 42
Punarvasu Atreya 16

Q
Quiropraxia 88

R
Rajas 21
Ramificações do Ayurveda 21
Rasa 42 a 49 e 60 a 67
Rasayana 21, 38, 59
Receitas 68 a 73 e 76 a 81
Reiki 13, 89
Respiração 13, 54
Reumatismo 43 a 49
Rinite 37, 45 a 47
Romã 36

S
Sabores (*rasa*) 42 a 49 e 60 a 67
Salakya Tantra 21
Salya Tantra 21
Sedentarismo 12
Sexo 21, 38, 43, 44
Shamana 22
Shantala 53, 86
Shila Abhyanga 56
Shirodhara 59
Síndrome do pânico 22
Sistema nervoso 13, 75, 38, 44, 46, 56
Sono 11, 13, 36, 38
Sudação 57
SUS 82 a 89
Sushruta 16, 21
Swedana 23, 57

T
Tamas 21
Terapias ayurvédicas 50 a 59
Terapias Complementares e Alternativas 13
Terapia Comunitária 89
Termalismo Social
Teste do *dosha* 30 a 33
Toxinas 13, 21, 23, 45 a 49, 62, 63, 75, 56 a 59

U
Udwarthana 57
Unani Tibb 16

V
Vajikarana 21, 38, 56
Vata 28, 31, 36, 38, 39, 43 a 49, 56, 59, 62, 65
Vedas 16
Vikriti 23, 27

COLABORADORES

A

ADERSON MOREIRA DA ROCHA
Médico reumatologista especializado em Ayurveda e acupuntura
(21) 2537-3251
ayurveda.com.br

ALINE REIPERT
Terapeuta especializada em Ayurveda, ioga e aromaterapia
alinereipert.blogspot.com.br

ANDRÉ SIQUEIRA MATHEUS
Gastroenterologista
(11) 3052-0732
asmatheus.site.med.br

AMIT GOSWAMI
Físico e defensor do misticismo quântico
amitgoswami.com.br

ANA MARIA GONZALEZ
Instrutora de iogaterapia na Prema Yoga
premayoga.com.br

ASSOCIAÇÃO BRASILEIRA DE AYURVEDA (ABRA)
ayurveda.org.br

C

CAMILA PINHEIRO
Nutricionista do Essência Nutrir — Espaço de Nutrição Consciente
nutricamilapinheiro.com

CHRISTIAN BARBOSA
Gestor de tempo
christianbarbosa.com.br

CLÍNICA DE AYURVEDA
(21) 2537-3251
ayurveda.com.br

D

DANIELA GONÇALVES
Terapeuta especialista em Ayurveda
dani6472@hotmail.com

DEEPAK CHOPRA
Médico e professor de Ayurveda, espiritualidade e medicina corpo-mente
deepakchopra.com
chopra.com

DEPARTAMENTO DE PRÁTICAS INTEGRATIVAS E COMPLEMENTARES NO MINISTÉRIO DA SAÚDE
(61) 3315-9034
pics@saude.gov.br

E

ELAINE LILLI FONG
Terapeuta psicocorporal
(11) 3741-0199
elainelilli.com.br

ERICK SCHULZ
Especialista em Ayurveda e director-geral do Instituto Naradeva Shala
naradeva.com.br

ESCOLA BRAHMA VIDYALAYA
(34) 3236-3518
escolayogabrahma.com.br

F

FERNANDA MACHADO SOARES
Nutricionista
(21) 3042-5718
fernandamachadosoares.com.br

G

GLENDHA KREUTZER
Terapeuta e culinarista ayurvédica formada pela Escola Brahma Vidyalaya
espacocardamomo.wordpress.com

I

INTERNATIONAL ACADEMY OF AYURVEDA
ayurved-int.com

INSTITUTO UNIÃO
institutouniao.com.br

J

JACOB JEHUDA FAINTUCH
Cardiologista
(11) 3287-7174

JOSÉ CARLOS PAREJA
Gastroenterologista e professor da Unicamp
(19) 3212-3330
obesidadesevera.com.br

JOSEPH LE PAGE
Professor de ioga e fundador da escola Yoga Integrativa
yogaintegrativa.com.br

L

LAURA PIRES
Terapeuta especializada em saúde da mulher, nutrição e culinária ayurvédica pela International Academy of Ayurveda
laurapires.com.br

M

MARIANA DURO
Nutricionista funcional
(11) 3832-1062
marianaduro.com.br

MICHAEL BREUS
Psicólogo
thesleepdoctor.com

MONICA ROSENBURG
psicoterapeuta holística e especialista em Ayurveda
terraterapia.com.br

N

NATIONAL SLEEP FOUNDATION
sleepfoundation.org

NÚCLEO DE CUIDADOS INTEGRATIVOS DO HOSPITAL SÍRIO-LIBANÊS
(11) 3394-5007
hospitalsiriolibanes.org.br

O

OMS (ORGANIZAÇÃO MUNDIAL DA SAÚDE)
who.int

P

PLÍNIO CUTAIT
Coordenador do Núcleo de Cuidados Integrativos do Hospital Sírio-Libanês
pliniocutait.com.br

S

SANDRA REIS DUARTE
Pneumologista
(82) 3311-6666

SILVIA PEROTTI
Chef especialista em culinária ayurvédica
gastromania.com.br

SOCIEDADE BRASILEIRA DE ALIMENTAÇÃO E NUTRIÇÃO (SBAN)
(11) 3297-0799
sban.org.br

SYLVANA BRAGA
Nutróloga e fisiatra
sylvanabraga.com.br

U

UNICAMP
unicamp.br

USP
www5.usp.br

5 CURIOSIDADES
SOBRE O AYURVEDA

As escolas médicas da Índia são ainda mais antigas do que as da China e do Japão. Charaka e Shushruta, os grandes terapeutas da linhagem ayurvédica, são anteriores ao médico grego Hipócrates (460-370 a.C.) — conhecido no Ocidente como "o pai da medicina" — e seus tratados foram traduzidos para o grego três séculos antes do nascimento de Cristo.

2
O Ayurveda é reconhecido pela Organização Mundial da Saúde (OMS) e ensinado em vários hospitais e universidades da Índia, onde possui status de medicina. O curso, de cinco anos, tem atraído um número crescente de ocidentais interessados em compreender a relação entre corpo, mente e espírito.

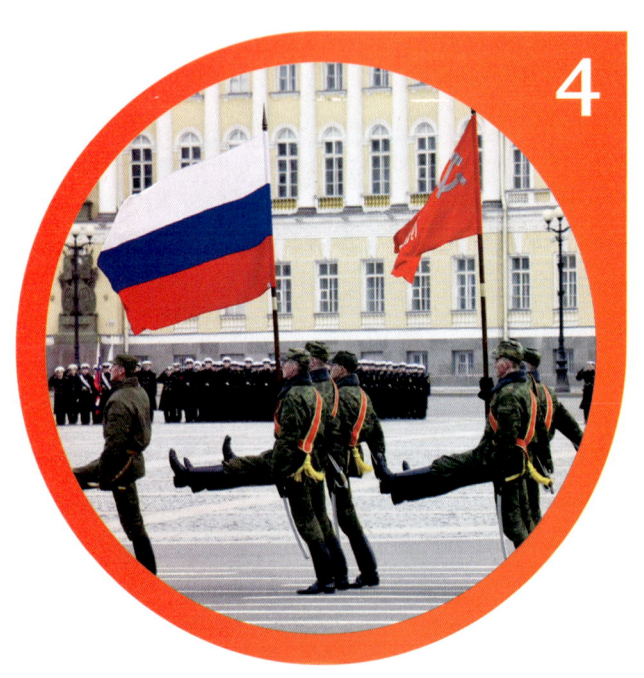

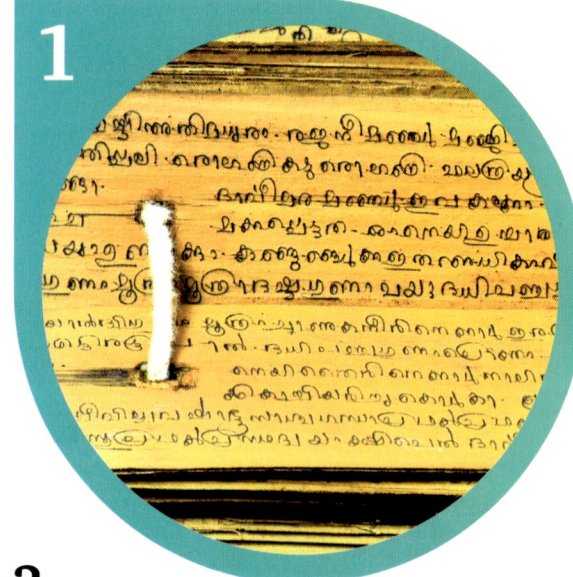

3
O médico indiano Deepak Chopra e a apresentadora americana Oprah Winfrey costumam propor experiências on-line de 21 dias de meditação. O programa é gratuito. Basta se inscrever no site www.oprahdeepakmeditation.com e reservar 20 minutinhos por dia à prática.

O estudo de plantas adaptógenas, como o ginseng e a Ashwagandha, iniciou-se em 1943, na antiga União Soviética, com o intuito de encontrar substâncias úteis aos soldados durante a 2ª Guerra. Até 1991, várias ervas foram usadas para melhorar a cognição e o condicionamento físico de atletas, soldados e até astronautas russos.

5
O estilo de vida ayurvédico inclui uma rigorosa conduta ética e a superação de estados psicológicos tóxicos, como medo, raiva, inveja, ganância, malícia e apego.